Judith Weigel

Schwangerschaft bei Frauen mit und ohne Autoimmunerkrankungen

Ein Vergleich hinsichtlich der mütterlichen Charakteristika und des Ausgangs der Schwangerschaft

SCHRIFTENREIHE MASTERSTUDIENGANG CONSUMER HEALTH CARE

herausgegeben von Prof. Dr. Marion Schaefer

ISSN 1869-6627

7 *Silke Lauterbach*
Das diabetische Fußsyndrom
Ein Ratgeber zur Identifizierung von Risikopatienten in der Apotheke
ISBN 978-3-8382-0182-5

8 *Judith Rommerskirchen*
Die Arzneimittelrabattverträge der gesetzlichen Krankenversicherungen
Eine Studie über Probleme bei ihrer Umsetzung an der Schnittstelle von Arzt und Apotheker
ISBN 978-3-8382-0253-2

9 *Verena Purrucker*
Möglichkeiten und Grenzen von Franchisesystemen in der zahnärztlichen Versorgung in Deutschland
ISBN 978-3-8382-0186-3

10 *Stefan Prüller*
Risiken und Nebenwirkungen auf der Spur
Konsumentenberichte über unerwünschte Arzneimittelwirkungen als Chance für Krankenkassen
ISBN 978-3-8382-0318-8

11 *Denny Lorenz*
Development of a Standard Report for Signal Verification on Public Adverse Event Databases
ISBN 978-3-8382-0432-1

12 *Kerstin Bendig*
Risikomanagement in der Arzneimittelsicherheit
Ansätze zur Effektivitätsbewertung von Risikominimierungsmaßnahmen in den USA und Europa im Vergleich
ISBN 978-3-8382-0438-3

13 *Dirk Klintworth*
Reporting Guidelines und ihre Bedeutung für die Präventions- und Gesundheitsförderungsforschung
ISBN 978-3-8382-0448-2

14 *Judith Weigel*
Schwangerschaft bei Frauen mit und ohne Autoimmunerkrankungen
Ein Vergleich hinsichtlich der mütterlichen Charakteristika und des Ausgangs der Schwangerschaft
ISBN 978-3-8382-0468-0

Judith Weigel

SCHWANGERSCHAFT BEI FRAUEN MIT UND OHNE AUTOIMMUNERKRANKUNGEN

Ein Vergleich hinsichtlich der mütterlichen Charakteristika und des Ausgangs der Schwangerschaft

ibidem-Verlag
Stuttgart

Bibliografische Information der Deutschen Nationalbibliothek
Die Deutsche Nationalbibliothek verzeichnet diese Publikation in der Deutschen Nationalbibliografie; detaillierte bibliografische Daten sind im Internet über http://dnb.d-nb.de abrufbar.

Bibliographic information published by the Deutsche Nationalbibliothek
Die Deutsche Nationalbibliothek lists this publication in the Deutsche Nationalbibliografie; detailed bibliographic data are available in the Internet at http://dnb.d-nb.de.

∞

Gedruckt auf alterungsbeständigem, säurefreien Papier
Printed on acid-free paper

ISSN: 1869-6627

ISBN-13: 978-3-8382-0468-0

Printed in Germany

Inhaltsverzeichnis

Abbildungsverzeichnis

Tabellenverzeichnis

Zusammenfassung

Ziel der vorliegenden Studie war es, herauszufinden, ob Frauen mit Autoimmunerkrankungen ein höheres Risiko für Spontanaborte, Schwangerschaftsabbrüche, Frühgeburten oder Totgeburten aufweisen.

Um diese Fragestellung beantworten zu können, wurden Daten aus dem Datenpool des Pharmakovigilanz- und Beratungszentrums für Embryonaltoxikologie für diese Studie zur Verfügung gestellt. Es wurden zwei Vergleichsgruppen gebildet, wobei insgesamt ein Zeitraum von 10 Jahren betrachtet wurde. In die Fallgruppe wurden Frauen eingeschlossen, die an Autoimmunerkrankungen leiden, wobei als die drei häufigsten Erkrankungen in der Fallgruppe die rheumatoide Arthritis, Psoriasis und der systemische Lupus Erythematodes auffielen. Aus der Kontrollgruppe waren Frauen mit Autoimmunerkrankungen generell ausgeschlossen.

Zunächst wurden die mütterlichen Charakteristika analysiert, um Gemeinsamkeiten und Unterschiede zwischen den beiden Gruppen festzustellen. Hier zeigte sich, dass zwischen Fall- und Kontrollgruppe keine relevanten Unterschiede hinsichtlich der mütterlichen Charakteristika bestehen.
In beiden Gruppen verfügten auffällig viele Frauen, die die Beratung des Pharmakovigilanz- und Beratungszentrums in Anspruch nahmen, über einen hohen Bildungsabschluss. Des Weiteren fiel auf, dass der Anteil an Raucherinnen genau wie der Alkoholkonsum in der Kontrollgruppe geringfügig höher lag, was für ein hö-

heres Gesundheitsbewusstsein der Frauen in der Fallgruppe spricht. Außerdem war es für mehr Frauen mit Autoimmunerkrankungen die erste Schwangerschaft.

Hinsichtlich des Schwangerschaftsverlaufs wurde festgestellt, dass der Schwangerschaftsverlauf in der Fallgruppe häufiger als kompliziert eingestuft wurde, was teilweise durch den höheren Anteil an Schwangeren mit Gestationsdiabetes oder Präeklampsie in dieser Gruppe bedingt war.

Die geringere Lebendgeburtrate der Fallgruppe untermauert die ursprüngliche Annahme, dass Frauen mit Autoimmunerkrankungen ein höheres Risiko für Spontanaborte, Schwangerschaftsabbrüche, Frühgeburten oder Totgeburten aufweisen. Die geringere Lebendgeburtrate in der Fallgruppe kann verschiedene Ursachen haben. Sie kann bereits durch die Grunderkrankung selbst oder aber auch durch die Medikation bedingt sein, wobei in diesem Zusammenhang zwischen dem Risiko der Nichtbehandlung und dem Risiko durch die Gabe des Arzneimittels abzuwägen ist.

Die Lebendgeburtrate in der Fallgruppe war geringer, weil es mehr Spontanaborte und auch mehr eingeleitete Schwangerschaftsabbrüche gab. Der höhere Anteil an eingeleiteten Schwangerschaftsabbrüchen kam teilweise dadurch zustande, dass in der Fallgruppe mehr Abbrüche aus Angst vor Fehlbildungen durch die eingenommenen Medikamente vorgenommen wurden als in der Kontrollgruppe. Allerdings wurden nicht in allen Fällen nähere Angaben zum Grund des Schwangerschaftsabbruches gemacht, so dass eine vollständige Auswertung nicht möglich war.

Die ursprüngliche Annahme, dass es bei einer zugrunde liegenden Autoimmunerkrankung häufiger zu Totgeburten kommt, konnte nicht bestätigt werden, da in beiden Vergleichsgruppen jeweils nur eine Totgeburt registriert wurde. Eine abschließende Aussage lässt sich hinsichtlich der Totgeburten deshalb nicht treffen, weil die Fallzahl hierfür zu klein ist. Hierfür müssten noch weitere Datensätze für die Auswertung zur Verfügung stehen.

Frauen mit Autoimmunerkrankungen hatten häufiger eine Frühgeburt, wobei die meisten Kinder zwischen der 34. und 36. Schwangerschaftswoche geboren wurden. Im Mittel kamen die Kinder dieser Mütter etwas früher zur Welt als in der Kontrollgruppe. Damit einhergehend war das mittlere Geburtsgewicht der Kinder in der Fallgruppe niedriger. Mit Hilfe einer anschließenden Subgruppenanalyse konnte festgestellt werden, dass Frauen mit einer rheumatoiden Arthritis ein geringeres Risiko für eine Frühgeburt hatten als andere Subgruppen, die in der Fallgruppe eingeschlossen waren. Für eine differenzierte Auswertung hinsichtlich des Risikos für eine Frühgeburt bei den anderen Autoimmunerkrankungen war die Anzahl der verfügbaren Datensätze ebenfalls nicht ausreichend.

Eine Schwäche der verfügbaren Daten liegt darin begründet, dass unbekannt ist, wie lange vor der Schwangerschaft die Autoimmunerkrankung bereits bestand. Außerdem ist anhand der vorliegenden Daten nicht zu klären, welchen Schweregrad die Erkrankung aufweist.
Ein weiteres Problem besteht darin, dass es mit Hilfe der vorhandenen Daten nicht möglich ist, die Spätfolgen eines geringeren Geburtsgewichtes und des höheren Anteils an Frühgeburten in

der Fallgruppe zu beurteilen. In diesem Zusammenhang wäre ein Weiterverfolgen der Fälle etwa ein Jahr nach der Geburt oder sogar bis hin zum Schulalter wünschenswert.

I. Einleitung

I.1. Autoimmunerkrankungen und Schwangerschaft

Autoimmunerkrankungen werden durch Autoantikörper oder Autoimmunzellen hervorgerufen. Hierbei beruht die Autoimmunität auf einer spezifischen adaptiven Immunantwort gegen körpereigene Antigene. Die Immuntoleranz gegenüber körpereigenen Stoffen ist nicht mehr gegeben und bestimmte Kontroll- und Regulationsmechanismen des Immunsystems sind defekt. Die genauen Ursachen für die Entstehung von Autoimmunerkrankungen sind bisher nur unvollständig aufgeklärt. Häufig spielen bei der Entwicklung von Autoimmunkrankheiten auch erbliche Faktoren eine Rolle. Als Beispiel sei hier die rheumatoide Arthritis genannt [1].

Generell kann man zwischen organspezifischen, wie zum Beispiel dem Typ-I-Diabetes, und systemischen Autoimmunkrankheiten unterscheiden. Bei den in diese Studie einbezogenen Autoimmunerkrankungen handelt es sich um systemische Erkrankungen, wie die rheumatoide Arthritis oder den systemischen Lupus Erythematodes. Die Gewebeschädigungen, zu denen es im Verlauf der Krankheit kommt, werden dabei überwiegend durch die gleichen Mechanismen hervorgerufen wie bei einer normalen Immunantwort gegen körperfremde Antigene.

Die Behandlung von Autoimmunerkrankungen ist kostenaufwändig, da die Erkrankungen chronisch sind und die Betroffenen häufig nach einigen Jahren ihren Beruf nicht mehr ausüben können.

Dabei steht die schwerwiegende Beeinträchtigung der Lebensqualität der Betroffenen im Vordergrund. Vermehrte Krankheitstage und die Erwerbsunfähigkeit sind neben den Kosten für Arzneimittel, Arztbesuchen und Krankenhausaufenthalten Gründe für die insgesamt hohen Krankheitskosten [2,3, 4]. Eine Heilung der Erkrankung ist meist nicht möglich, weshalb die unterschiedlichen Therapien vor allem darauf abzielen, das Fortschreiten der Erkrankung zu verlangsamen, die Beschwerden zu verbessern und Schmerzen zu lindern.

Bei den meisten Autoimmunerkrankungen ist die Prävalenz bei Frauen höher als bei Männern [5]. Häufig manifestieren sich die Erkrankungen bereits im gebärfähigen Alter. Gründe dafür sind möglicherweise die unterschiedliche hormonelle Ausstattung der Frau und die Schwankungen im Hormonhaushalt. Außerdem spielen Autoimmunerkrankungen eine zunehmend wichtigere Rolle bei Schwangerschaften, da das Durchschnittsalter von erstgebärenden Frauen zunimmt.

Ein Grund, weshalb sich immer mehr Frauen, die an einer Autoimmunerkrankung leiden, für eine Schwangerschaft entscheiden, ist, dass sich die Therapieoptionen in den letzten Jahren deutlich verbessert haben. Doch gerade bei Frauen mit Kinderwunsch sind die eingesetzten Immunsuppressiva häufig problematisch, da meist nur sehr wenige Daten zur Anwendung dieser Arzneimittel in der Schwangerschaft vorhanden sind. Viele Wirkstoffe sind nach den Angaben der Hersteller in der Schwangerschaft kontraindiziert, da in tierexperimentellen Versuchen fetotoxische und genotoxische Effekte nachgewiesen wurden. Arzneimittel wie Methotrexat können in hohen Dosen, wie sie bei der Chemotherapie angewendet werden, zu Aborten führen. Auch die Auswirkungen von Immunsuppressiva auf das Immunsystem des Kindes sind nicht vollständig geklärt. Aus den genannten Gründen ist es besonders wichtig, eine Schwangerschaft bei Frauen mit einer Autoimmunerkrankung sorgfältig zu planen und zu begleiten.

Insgesamt ist die Datenlage zu den verschiedenen Arzneimitteln und ihren möglichen Auswirkungen auf eine Schwangerschaft unzureichend, da es ethisch nicht vertretbar ist, ein neues Medikament in einer klinischen Prüfung an Schwangeren zu testen. Deshalb beziehen sich Empfehlungen zur Anwendung in der Schwangerschaft oftmals auf Erkenntnisse aus präklinischen Tierversuchen oder es werden Einzelfallberichte veröffentlicht. Die systematische Beobachtung und Nachverfolgung von Schwangeren mit Autoimmunerkrankungen kann helfen, die Datenlage zu verbessern und Aufschluss darüber geben, ob eine Autoimmunerkrankung einen negativen Einfluss auf eine Schwangerschaft hat. Im Vordergrund steht dabei die Frage, ob eine autoimmune Grunderkrankung der Mutter mit einem ungünstigen Schwangerschaftsausgang einhergeht.

II. Zielsetzung der Studie

Gegenstand der vorliegenden Studie soll die Untersuchung von Schwangerschaften bei Frauen mit Autoimmunerkrankungen bezüglich der Frage sein, ob diese Schwangerschaften häufiger mit einem negativen Schwangerschaftsausgang assoziiert sind. Um diese Fragestellung hinreichend zu beantworten, wird eine Gruppe von schwangeren Frauen mit unterschiedlichen Autoimmunerkrankungen (Fallgruppe) mit einer allgemeinen Kontrollgruppe (Kontrollgruppe) verglichen. Untersucht werden sollen neben den mütterlichen Charakteristika verschiedene Merkmale zum Schwangerschaftsverlauf und -Ausgang.

Primäres Ziel der Studie war es, festzustellen, ob es bei Frauen mit Autoimmunerkrankungen häufiger zu Spontanaborten, Schwangerschaftsabbrüchen oder Frühgeburten kommt. Außerdem wurde zur Beurteilung des Schwangerschaftsausgangs die Rate an Lebendgeburten in beiden Vergleichsgruppen bestimmt und miteinander verglichen. Dabei wurde hypothetisch davon ausgegangen, dass es in der Gruppe von Frauen mit Autoimmunerkrankungen häufiger zu Fehlgeburten kommt und dass bei Autoimmunerkrankungen die Lebendgeburtrate insgesamt geringer ist.

Zudem sollte versucht werden, Rückschlüsse auf die Ursachen für einen möglichen ungünstigen Schwangerschaftsausgang zu ziehen und die Frage zu klären, ob es durch die Grunderkrankung selbst oder durch die eingesetzten Arzneimittel vermehrt zu Komplikationen kommt. Des Weiteren wurden die Ergebnisse dieser Studie mit Daten aus der Literatur verglichen. Die verwendeten Daten wurden kritisch diskutiert und abschließend der Versuch unternommen Frauen mit Autoimmunerkrankungen allgemeine Empfehlungen für eine geplante Schwangerschaft zu geben.

III. Material und Methoden

Die Datenerhebung erfolgte im Pharmakovigilanz- und Beratungszentrum für Embryonaltoxikologie, das seit dem 01. Januar 2012 zur Charité gehört und dort im Fachbereich CC4, dem Charité Centrum 4 für Therapieforschung angesiedelt ist. Sowohl Laien als auch Angehörige der Fachkreise können hier Informationen zum Risiko von Arzneimitteln in und vor einer geplanten Schwangerschaft und während der Stillzeit (nur Angehörige der Fachkreise) einholen und sich beraten lassen. Ansprechpartnerin im Pharmakovigilanz- und Beratungszentrum für Embronaltoxikologie war Frau Dr. Weber-Schoendorfer.

Die Beratung erfolgt meist telefonisch durch einen geschulten Mitarbeiter des Zentrums und verteilt sich zu etwa gleichen Teilen auf Schwangere oder Frauen mit Kinderwunsch und Angehörige der Fachkreise wie zum Beispiel Ärzte, Apotheker oder Hebammen.

Seit 2008 steht der Öffentlichkeit auch die Internetseite www.embryotox.de zur Verfügung. Neben allgemeinen Hinweisen zur Anwendung von verschiedenen Arzneimitteln in oder vor einer geplanten Schwangerschaft und während der Stillzeit besteht auch die Möglichkeit, online einen Fragebogen auszufüllen, der von den Mitarbeitern des Zentrums beantwortet wird. Allerdings macht nach wie vor die telefonische Beratung den weitaus größeren Anteil an der Beratung aus.

Pro Jahr werden insgesamt etwa 13.000 Anfragen bearbeitet, die sich aufteilen auf eine Arzneimittelexposition während oder vor einer Schwangerschaft und während der Stillzeit. Außer zu Arzneimitteln werden auch Informationen zum Einfluss von Drogen, Schadstoffen oder Röntgenstrahlen auf eine Schwangerschaft abgefragt. Dabei ist der Anteil an Fragen zu Arzneimitteln, die zur Behandlung von psychischen Erkrankungen eingesetzt werden, in den letzten Jahren besonders angestiegen.

Neben der Beratung von Laien und Fachkreisen gehört auch die Durchführung von Studien zu den Kernaufgaben des Pharmakovigilanz- und Beratungszentrums für Embryonaltoxikologie. Ziel der durchgeführten Studien ist dabei vor allem der Erkenntnisgewinn zur Risikobewertung einer Anwendung von bestimmten Arzneimitteln in der Schwangerschaft, da hier Wissensstand und Datenlage unzureichend sind.

Deshalb ist es äußerst wichtig, systematisch Daten zur Arzneimittelanwendung in der Schwangerschaft zu erfassen und Studien, zum Beispiel zum Schwangerschaftsausgang nach Einnahme bestimmter Medikamente, durchzuführen. Im Falle des Pharmakovigilanz- und Beratungszentrums handelt es sich meist um prospektive Observationsstudien, die oftmals in Kooperation mit anderen europäischen Zentren durchgeführt werden. Schwerpunkte waren dabei in den letzten Jahren unter anderem Wirkstoffe zur Behandlung der multiplen Sklerose, verschiedene Antiepileptika, Cumarine und Neuroleptika [6, 7, 8, 9].

III.1. Das Studienprotokoll und die Zusammensetzung der Vergleichsgruppen

In der vorliegenden Arbeit werden zwei Vergleichsgruppen einer laufenden Studie des Pharmakovigilanz- und Beratungszentrums für Embryonaltoxikologie näher charakterisiert und analysiert. Bei der Studie des Zentrums handelt es sich um eine multizentrische Kohortenstudie, mit der in Zusammenarbeit mit ENTIS und OTIS untersucht werden soll, ob es ein erhöhtes Risiko für einen ungünstigen Schwangerschaftsausgang nach niedrig dosierter Methotrexat-Therapie in der Frühphase der Schwangerschaft gibt [10].

Die Datensätze für die Studie zu niedrig dosiertem Methotrexat in der frühen Phase der Schwangerschaft wurden aus dem vorhandenen Datenpool des Pharmakovigilanz- und Beratungszentrums für Embryonaltoxikologie selektiert. Neben der Studiengruppe, die sich aus den mit niedrig-dosiertem Methotrexat behandelten Schwangeren zusammensetzt, sind im Studienprotokoll die Ein- und Ausschlusskriterien für zwei Vergleichsgruppen, im Folgenden als Fall- und Kontrollgruppe bezeichnet, genau definiert [10].

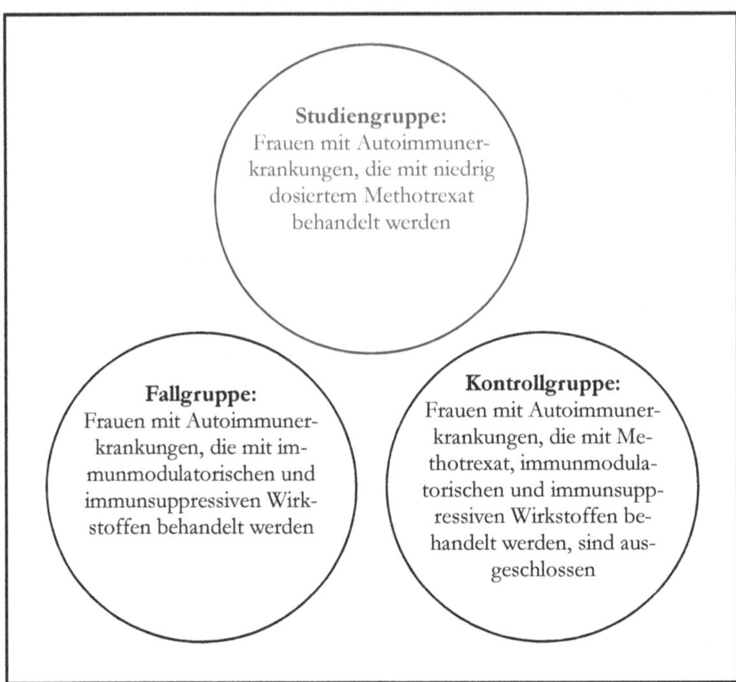

Abbildung 1: Zusammensetzung der Fall- und Kontrollgruppe

Demzufolge setzt sich die Fallgruppe aus Fällen mit rheumatoider Arthritis oder anderen Autoimmunerkrankungen zusammen, die entweder nicht medikamentös oder mit immunmodulatorischen und immunsuppressiven Wirkstoffen behandelt wurden. Dafür sind im Studienprotokoll die „High Level Terms“[1] nach MedDRA[2] Kodierung für die Indikationen festgelegt. Explizit ausge-

[1] High Level Terms: Das medizinische Wörterbuch MedDRA ist hierarchisch in fünf Strukturebenen gegliedert: Die Lowest Level Terms (LLT), Preferred Terms (PT), High Level Terms (HLT), High Level Group Terms (HLGT) und die System Organ Classes (SOC).

[2] Hinter der Abkürzung MedDRA verbirgt sich das medizinische Wörterbuch für Aktivitäten im Rahmen der Arzneimittelzulassung. MedDRA wurde unter Führung der ICH (International Conference on Harmonisation) entwickelt und ist eine anerkannte Terminologie zum Kodieren von medizinischen Begriffen. Es

schlossen waren Frauen, die Methotrexat erhielten. Außerdem werden Frauen mit folgenden Arzneimitteln ausgeschlossen, von denen bekannt ist, dass sie ebenfalls teratogene und fetotoxische Effekte auslösen können:

- Acitretin
- Isotretinoin
- Mycophenolat
- Thalidomid
- Valproinsäure
- Angiotensin-II-Rezeptor-Blocker
- ACE-Inhibitoren

Die Fallgruppe ist für die Beantwortung der Fragestellung der vorliegenden Arbeit gut geeignet, da nur Schwangere mit einer Autoimmunerkrankung in diese Gruppe eingeschlossen werden.

Die Kontrollgruppe setzt sich wie folgt zusammen: Frauen ohne Autoimmunerkrankungen, die nicht mit Methotrexat oder anderen immunmodulatorischen und immunsuppressiven Arzneimitteln medikamentös behandelt werden, sind in diese Gruppe eingeschlossen. Schwangere, die die oben bereits aufgeführten Medikamente mit nachgewiesenen teratogenen und fetotoxischen Effekten erhalten, sind auch aus der Kontrollgruppe ausgeschlossen. Die Frauen in der Kontrollgruppe können jedoch wie auch die Schwangeren in der Fallgruppe an unterschiedlichen Grunder-

umfasst u.a. klinische Zeichen, Symptome, Krankheiten, Diagnosen und therapeutische Indikationen, sowie Tests, medizinische Eingriffe und die soziale und familiäre Anamnese.

krankungen leiden, wie zum Beispiel Diabetes, Hypertonie oder Adipositas.

Frauen mit Tumorerkrankungen sind generell von der Studie ausgeschlossen. Außerdem werden nur prospektive Fälle in die Auswertung mit einbezogen. Prospektive Fälle haben den Vorteil, dass der Ausgang der Schwangerschaft zum Zeitpunkt des Kontaktes noch nicht bekannt ist. Aus diesem Grund sind prospektive Fälle für derartige Fragestellungen gut geeignet. Retrospektive Fälle werden ausgeschlossen und nur als Fallbeschreibungen ergänzend behandelt, da der – meist pathologische – Schwangerschaftsausgang oder auffällige Befund während der Schwangerschaft schon bekannt ist und die Fälle im Nachhinein vom Zentrum dokumentiert werden. Retrospektiv betrachtete Fälle würden daher das Ergebnis der Studie verzerren, da beispielsweise die dokumentierte Fehlbildungsrate höher ist als bei den prospektiv begleiteten Fällen.

Der Datenexport aus der Sicherheitsdatenbank VigilanceONE erfolgt über ein spezielles Programm nach eingangs genau definierten Abfragekriterien und wurde für die vorliegende Arbeit zur Verfügung gestellt. Die jeweiligen Datensätze der Fall- und Kontrollgruppe liegen in Form von Excel-Tabellen vor und wurden für die Bearbeitung der konkreten Fragestellungen entsprechend ausgewertet.

Für den Datenexport wurden auch Fälle aus den Jahren von 1996 – 2000 und 2011 berücksichtigt. Diese Datensätze werden jedoch nicht ausgewertet, da für diese Arbeit lediglich der Zeitraum von 2001 – 2010 betrachtet werden soll. Weiterhin wird festgelegt, dass nur deutsche Fälle in die Analyse einbezogen werden. Nach

Bearbeitung und Auswertung der Datensätze ergibt sich folgende Zusammensetzung der beiden Vergleichsgruppen:

- In der Kontrollgruppe verbleiben nach dem Matching[3] insgesamt 285 Fälle für die Auswertung. Zwei Schweizer Fälle und ein Fall aus Österreich werden nicht berücksichtigt. Da nur Fälle, die in einem Zeitraum von 2001 bis einschließlich 2010 vom Berliner Zentrum dokumentiert wurden, einbezogen werden, werden 43 Fälle von 1996 bis 2000 nicht mit betrachtet. So verbleiben in der Kontrollgruppe von ursprünglich 285 Fällen insgesamt 237 Datensätze, die für die Auswertung herangezogen werden.

- Nach dem Matching verbleiben in der Fallgruppe insgesamt 213 Datensätze. Auch hier werden zwei Fälle aus Österreich und ein Schweizer Fall nicht mit ausgewertet. Des Weiteren gibt es von 1996 bis 2000 insgesamt 16 Fälle und einen Fall aus 2011, die nicht mit berücksichtigt werden. Damit stehen in dieser Gruppe 190 Datensätze für die Auswertung zur Verfügung, so dass beide Gruppen vergleichbar große Fallzahlen beinhalten.

Für jeden Schwangerschaftsausgang ist im Datensatz je eine Zeile für die Eintragung verfügbar, wobei mehrfach vorkommende Daten einer Mutter nur einmal für die weitere Analyse verwendet werden. Fehlende Werte werden nicht berücksichtigt. Die Anzahl

[3] Das Verfahren des Matching wird in der Statistik benutzt, um Fälle zu finden, die sich in bestimmten Merkmalen möglichst ähnlich sind. Nach dem Studienprotokoll sind das beispielsweise die jeweilige Krankheit oder das Jahr, in dem die Beratung stattfand.

N der jeweils auswertbaren Fälle für ein bestimmtes Merkmal wird jedoch angegeben.

III.2. Zusammensetzung der Fallgruppe

Die Fallgruppe ist heterogen zusammengesetzt, wobei die Frauen an verschiedenen Autoimmunerkrankungen leiden, die mit unterschiedlichen Arzneimitteln behandelt werden. Die mit Abstand häufigste medikamentös behandelte Erkrankung in der Fallgruppe ist die rheumatoide Arthritis. Danach folgen Psoriasis und systemischer Lupus Erythematodes. Weitere Autoimmunerkrankungen in der Fallgruppe sind, nach Häufigkeit geordnet, in der nachfolgenden Tabelle 1 aufgelistet:

Tabelle 1: Häufigkeiten der behandelten Autoimmunerkrankungen in der Fallgruppe

Krankheit	N = 190
Rheumatoide Arthritis	108 (56,84 %)
Psoriasis	21 (11,05 %)
Systemischer Lupus Erythematodes	16 (8,42 %)
Morbus Crohn	11 (5,79 %)
Autoimmun- / Kollagenkrankheit[4]	11 (5,79 %)
Psoriatrische Arthritis	10 (5,26 %)
Antiphospholipidsyndrom	4 (2,11 %)
Sjögren Syndrom	3 (1,58 %)
Vaskulitis	2 (1,05 %)
Systemische Sklerose	2 (1,05 %)
Morbus Behcet	2 (1,05 %)

Häufig eingenommene Arzneimittel in der Fallgruppe sind:

- Prednisolon, Prednison, Betamethason, Budesonid, Cloprednol, Methylprednisolon
- Acetylsalicylsäure, Ibuprofen, Diclofenac, Meloxicam
- Etoricoxib, Celecoxib, Rofecoxib

[4] Autoimmun- /Kollagenkrankheiten: nicht näher spezifiziert, Kollagenkrankheiten, auch Kollagenosen genannt, ist ein Oberbegriff für die zum Teil durch generalisierte Autoimmunprozesse verschiedener Ursachen bedingten Krankheiten mit systemischen Bindegewebsveränderungen. (Definition entnommen aus dem Tasche Lexikon Medizin, Urban &Fischer Verlag, 2. Auflage)

- Azathioprin, Leflunomid
- Infliximab, Adalimumab
- Etanercept
- Mesalazin, Sulfasalazin
- Chloroquin, Hydroxychloroquin
- Cyclophosphamid

Sowohl in der Fallgruppe als auch in der Kontrollgruppe können die Frauen außerdem an verschiedenen Grunderkrankungen, wie zum Beispiel Diabetes, Hypertonie oder Adipositas leiden.

Im Folgenden werden die in der Fallgruppe häufigsten Krankheiten kurz vorgestellt und der Bezug zur untersuchten Fragestellung diskutiert.

III.2.1. Rheumatoide Arthritis

Die rheumatoide Arthritis ist eine systemische chronische Autoimmunerkrankung, die durch Entzündungsprozesse in den Gelenken gekennzeichnet ist.

Die Prävalenz der Erkrankung liegt bei 0,5 – 1 %. Frauen sind etwa zweimal häufiger betroffen als Männer, wobei Männer häufig erst später erkranken als Frauen, bei denen der Erkrankungsbeginn demzufolge auch häufiger in die reproduktive Phase fällt. Im Verlauf der Erkrankung kommt es zu Funktionseinschränkungen der Gelenke, die Gelenke werden zunehmend zerstört und die Bewegungsfreiheit wird eingeschränkt. Daneben leiden die Patienten unter chronischen Schmerzen und eingeschränkter Lebensqualität. Häufige Symptome sind Schmerzen und Schwellungen der Gelenke. Hier sind vor allem die Hand-, Fingergrund- und Zehengrundgelenke betroffen.

Eine frühzeitige Behandlung der rheumatoiden Arthritis ist besonders wichtig und trägt entscheidend zur Funktionserhaltung und Krankheitsremission bei. Der Erfolg der Behandlung wird gemessen an der Kontrolle der Krankheitsaktivität und Verminderung der Krankheitsprogression.

Die krankheitsmodifizierende Therapie, die mit klassischen DMARDs (disease modifying anti-rheumatic drugs) erfolgt, steht im Vordergrund der Behandlung. Sie vermindern nachgewiesen die Progression der Krankheit, allerdings setzt ihre Wirkung erst verzögert, nach etwa vier bis sechs Wochen, ein. Je nach Schwere der rheumatoiden Arthritis kann eine Monotherapie bereits ausreichend sein. Mittel der Wahl ist hier Methotrexat. Bei nicht ausreichender Kontrolle der Krankheitsaktivität werden mehrere Wirkstoffe in Kombinationstherapien eingesetzt.

Des Weiteren kommen Glucocorticoide bei der rheumatoiden Arthritis genauso zum Einsatz wie nichtsteroidale Antirheumatika (NSAR) zur symptomatischen Behandlung der Schmerzen.

Die häufigsten in der rheumatoiden Arthritis eingesetzten Arzneimittel enthalten folgende Wirkstoffe, die ggf. bei der Interpretation der Ergebnisse zu berücksichtigen sind:

- Methotrexat
- Leflunomid
- Azathioprin
- Etanercept
- Adalimumab
- Anakinra
- Hydroxychloroquin
- Sulfasalazin
- Infliximab
- Glucocorticoide
- Nichtsteroidale Antirheumatika (Diclofenac, Ibuprofen, Naproxen, Celecoxib)

Begleitend zur medikamentösen Therapie sollten auch Physiotherapie, Krankengymnastik oder Ergotherapie zum Einsatz kommen, da sie zur Erhaltung der Bewegungsfreiheit beitragen können. [11, 12, 13, 14, 15, 4]

III.2.2. Psoriasis

Die Psoriasis oder auch Schuppenflechte genannt ist eine chronisch entzündliche Erkrankung der Haut und wird heute als systemische Autoimmunerkrankung verstanden. Neben den typischen Hautsymptomen ist eine Beteiligung der Gelenke charakteristisch für die Krankheit. Außerdem sind häufig andere entzündliche Erkrankungen, wie zum Beispiel die psoriatrische Arthritis, mit der Psoriasis assoziiert. Auch chronisch entzündliche Darmerkrankungen, Diabetes oder die arterielle Hypertonie sind häufig vorkommende Comorbiditäten sein.

Die Krankheit zeichnet sich durch eine epidermale Hyperproliferation mit einer gestörten Differenzierung der Keratinozyten aus. Zusätzlich ist die normale T-Zell-Regulation verändert. Die Prävalenz der Erkrankung liegt bei etwa 2 %, wobei Frauen und Männer zu etwa gleichen Teilen betroffen sind. Häufig manifestiert sich die Psoriasis schon im früheren Alter, das heißt unter 40 Jahren, was bedeutet, dass gerade Frauen im gebärfähigen Alter betroffen sein können.

Das Ziel der Therapie ist vor allem die Verbesserung der Lebensqualität der betroffenen Patienten und die Symptomfreiheit, wobei diese nicht in jedem Fall erreicht werden kann.

Die Therapie erfolgt, je nach dem Schweregrad, sowohl äußerlich als auch systemisch. Äußerlich angewendet werden unter anderem Salben und Cremes, die die folgenden Wirkstoffe enthalten:

- Harnstoff
- Glucocorticoide (Betamethason, Mometason, Clobetasol)

- Calciumneurin-Inhibitoren (Tacrolimus, Pimecrolimus)
- Dithranol
- Vitamin D_3-Derivate (Calcitriol, Calcipotriol)

Für die systemische Therapie kommen unter anderem folgende Wirkstoffe zum Einsatz:

- Infliximab
- Etanercept
- Methotrexat
- Ciclosporin
- Adalimumab
- Retinoide (Acitretin, Isotretinoin)

Neben den diversen topischen und systemischen Therapieoptionen wird bei der Psoriasis zusätzlich die Phototherapie eingesetzt [16, 17, 18, 19].

III.2.3. Systemischer Lupus Erythematodes

Der systemische Lupus Erythematodes zählt unter den systemischen Autoimmunerkrankungen zu den Kollagenosen. Er ist gekennzeichnet durch eine Dysregulation des zellulären und humoralen Immunsystems und führt zur Zerstörung körpereigener Zellstrukturen. Die Erkrankung ist genetisch determiniert, allerdings sind die Ursachen für die Entstehung der Krankheit noch nicht vollständig geklärt. Charakteristisch ist das Vorhandensein von Autoantikörpern.

Die Prävalenz liegt bei etwa 50: 100000 Einwohner. Frauen sind mit rund 90 % wesentlich häufiger betroffen als Männer. Die Erstmanifestation liegt zwischen 20 und 40 Jahren, was bedeutet, dass auch bei dieser Erkrankung Frauen im gebärfähigen Alter betroffen sein können.

Beim systemischen Lupus Erythematodes greift das Immunsystem gesundes Bindegewebe und Organe an. Beim typischen schubweisen Verlauf der Erkrankung kommt es zu Entzündungsreaktionen und Schädigungen des Gewebes. Symptome sind unter anderem Fieber und allgemeine Schwächezustände. Es kann zu Gewichtsabnahme und Muskelbeschwerden kommen. Häufig sind beim systemischen Lupus Erythematodes verschiedene Organe wie die Niere oder das Herz beteiligt. Die Krankheit kann außerdem auch mit einem Antiphospholipidsyndrom oder dem Sjögren-Syndrom assoziiert sein.

Charakteristisch für die Erkrankung ist in vielen Fällen eine Beteiligung der Haut, wobei hier vor allem das typische Schmetterlingserythem hervorzuheben ist. Aufgrund der gesteigerten Empfindlichkeit der Haut gegenüber UV-Einstrahlung, sollte eine häufige UV-Exposition vermieden werden.

Die Therapie des systemischen Lupus richtet sich primär nach der Organmanifestation und der Aktivität der Erkrankung. Eingesetzt werden unter anderem die folgenden Wirkstoffe:

- Azathioprin
- Methotrexat
- Glucocorticoide
- Antimalariamittel (Chloroquin, Hydroxychloroquin)
- Nichtsteroidale Antirheumatika
- Cyclophosphamid

Der systemische Lupus Erythematodes kann nicht geheilt werden. Allerdings hat sich die 10-Jahres-Überlebensrate in den letzten Jahren stark verbessert, was wiederum verdeutlicht, dass inzwischen bessere Therapieoptionen für die Behandlung zur Verfügung stehen [20, 21, 14, 22, 23, 24, 4].

III.3. Datenfelder in der Sicherheitsdatenbank VigilanceONE

VigilanceONE ist eine speziell entwickelte Software zur Verwaltung von Nebenwirkungsmeldungen und erlaubt die elektronische Übermittlung von schwerwiegenden unerwünschten Nebenwirkungen an die zuständigen Behörden. Angeboten wird die Software von der Firma PharmApp Solutions GmbH. Zum Datenaustausch mit den Behörden steht das E2B Format zur Verfügung. Für das Pharmakovigilanz- und Beratungszentrum wurde VigilanceONE entsprechend angepasst, so dass die Software besser geeignet ist, um speziell Mutter-Kind-Berichte hinreichend erfassen zu können, wofür unter anderem definierte Datenfelder hinzugefügt wurden.

Für die Auswertung der mütterlichen Charakteristika wurden alle relevanten Merkmale und Daten ausgewählt. Die entsprechenden Datenfelder müssen in VigilanceONE vorhanden sein und werden bei der Beratung von Fachkreisen und Schwangeren gezielt abgefragt und auf den Fragebögen des Zentrums erfasst. Die nachfolgend aufgeführten Merkmale werden zur Analyse der mütterlichen Charakteristika herangezogen und nachfolgend ausgewertet.

- Alter der Frau
- Größe und Gewicht
- Der Anrufer/ Reporter
- Zeitpunkt des Anrufes

- Ausbildung und Beruf der schwangeren Frau oder Frau mit Kinderwunsch
- Angaben zu früheren Schwangerschaften, wie zum Beispiel: Anzahl der vorangegangenen Schwangerschaften, frühere Geburten, gesunde Kinder, frühere Aborte, frühere Fehlbildungen
- Kinderwunsch ja/ nein
- Angaben zu Alkoholkonsum, Rauchverhalten und Drogen während der Schwangerschaft
- Aktuelle Anamnese/ Erkrankung
- Weitere Begleiterkrankungen der Schwangeren
- Familienanamnese

Aus den beiden Kenngrößen Größe und Gewicht berechnet VigilanceONE automatisch den Body-Mass-Index (BMI).

Informationen zum Schwangerschaftsausgang werden vor allem bei der Rückverfolgung der Fälle erfragt. Die Nachverfolgung der Fälle geschieht meist etwa acht Wochen nach der Geburt des Kindes. Dafür werden nach Einverständniserklärung Fragebögen an die Mütter verschickt, die entsprechend ausgefüllt und zurückgesendet werden. Die erhaltenen Informationen werden in der Datenbank entsprechend zu dem jeweiligen Fall ergänzt.

Zum Ausgang der Schwangerschaft sind in VigilanceONE unter anderem folgende Daten vorhanden.

- Schwangerschaftsverlauf (kompliziert ja/ nein)
- Gestationsdiabetes
- Präeklampsie
- Schwangerschaftswoche bei Geburt

- Geschlecht
- Geburtsgewicht
- Fehlgeburt
- Verlust der Schwangerschaft
- Schwangerschaftsabbruch
- Indikation für den Abbruch

Die Beurteilung des Schwangerschaftsverlaufs erfolgt durch einen Arzt nach festgelegten Kriterien. Schwangerschaftsverluste werden in der Datenbank noch näher charakterisiert, das heißt, es wird spezifiziert, ob es sich um einen Spontanabort, einen eingeleiteten Schwangerschaftsabbruch oder um eine Totgeburt handelt. Bei einem eingeleiteten Schwangerschaftsabbruch wird die Indikation für den Abbruch, wenn möglich, mit erfasst.

Das Datenfeld Lebendgeburt ist in VigilanceONE nicht vorhanden. Um auf die Anzahl an Lebendgeburten zu schließen, muss, ausgehend von der Anzahl an Schwangerschaften und den Verlusten der Schwangerschaft, zurückgerechnet werden.

III.4. Umgang mit fehlenden Werten

Bei älteren Fällen waren einige Datenfelder noch nicht in VigilanceONE vorhanden. Aus diesem Grund findet man bei nicht vervollständigten Datensätzen zum Teil „NA“, was für nicht ausgefüllt oder unbekannt steht. Derartige Angaben wurden als fehlende Werte eingestuft und nicht mit in die Berechnung einbezogen. Die Anzahl N der auswertbaren Fälle für ein bestimmtes Merkmal wird jeweils mit angegeben.

Ein Sonderfall ist das Datenfeld „Schwangerschaftsverlust“. Hier sind vor allem frühere Datensätze unvollständig, da dieses Feld in VigilanceONE bis zum Jahr 2006 kein Pflichtfeld darstellte. Für die Auswertung des Merkmals „Schwangerschaftsverlust“ wurden deshalb die Daten manuell vervollständigt, das heißt es wurde anhand der vorhandenen Daten in VigilanceONE im Einzelfall geprüft, ob das Kind lebend zur Welt kam. Zur Beurteilung, ob das Kind lebend zur Welt kam, wurde unter anderem überprüft, ob die APGAR Werte[5] angegeben waren [25]. Des Weiteren wurde kontrolliert, ob eine Nachuntersuchung des Kindes einige Wochen nach der Geburt erfolgte und entsprechend dokumentiert wurde.

[5] Mit dem APGAR Score lässt sich der klinische Zustand des Neugeborenen direkt nach der Geburt beurteilen. Die Bestimmung erfolgt normalerweise1, 5 und 10 Minuten nach der Geburt, wobei die Herzfrequenz, die Atemanstrengung, Reflexe, Muskeltonus und Farbe beurteilt werden.

III.5. Statistische Beschreibung von Merkmalen

Bei den mütterlichen Charakteristika werden für das Alter, den BMI und die Schwangerschaftswoche bei Erstkontakt der Median, der Interquartilsabstand und die Minimal- und Maximalwerte bestimmt. Das Gleiche gilt bei der Untersuchung des Schwangerschaftsausgangs für die Merkmale Geburtsgewicht und Schwangerschaftswoche bei der Geburt. Bei allen übrigen untersuchten Merkmalen werden für die verschiedenen Ausprägungen des jeweiligen Merkmals die absoluten und relativen Häufigkeiten (in Prozent) berechnet.

Der Median ist die mittlere Zahl einer der Größe nach geordneten Zahlenreihe und wird für die Auswertung der Daten benutzt, da er im Gegensatz zum Mittelwert weniger empfindlich gegenüber Ausreißern ist. Da es sich bei den beiden Vergleichsgruppen um heterogene Gruppen handelt, ist der Median für die Beurteilung der Datensätze besser geeignet. Das Minimum und Maximum sind Maßzahlen der Variabilität und vermitteln einen Eindruck über die Streuung der Ergebnisse. Die Differenz aus dem größten und dem kleinsten Stichprobenwert ergibt die Spannweite. Da sich die Spannweite nur aus den beiden Extremwerten berechnet, ist sie nicht robust gegenüber Ausreißern. Im Gegensatz dazu berechnet sich der Interquartilsabstand (IQR) aus der Differenz der Quartile (Q) $Q_{.25}$ und $Q_{.75}$. oder mit anderen Worten ist er der Abstand zwischen dem ersten und dem dritten Quartil.

$$IQR = Q_{.75} - Q_{.25}$$

Innerhalb des Interquartilsabstands liegen 50 % aller Messwerte. Auch hier bietet sich für die Auswertung der Vorteil, dass der Interquartilsabstand im Gegensatz zur Spannweite unempfindlicher gegenüber Ausreißern ist.

IV. Ergebnisse

IV.1. Auswertung der mütterlichen Charakteristika beider Vergleichsgruppen

In Tabelle 2 sind zu den Merkmalen Alter, Body-Mass-Index (BMI) und der Schwangerschaftswoche bei Erstkontakt, d.h. der Zeitpunkt des Anrufes, jeweils der Median, der Interquartilsabstand und die zugehörigen Minimal- und Maximalwerte angegeben. Zusätzlich ist bei jedem Merkmal die Anzahl (N) an auswertbaren Datensätzen angegeben, die für die Berechnung herangezogen werden konnten.

Tabelle 2: Alter, Body-Mass-Index und Schwangerschaftswoche bei Erstkontakt in beiden Vergleichsgruppen

Kontrollgruppe	**Fallgruppe**
n = 237	n = 190
Alter	
N = 234 33 (29 – 35) (15 – 42)	N = 190 31 (28 – 36) (14 – 43)
Body-Mass-Index	
N = 175 23,03 (20,52 – 26,01) (17,51 – 46,06)	N = 142 22,38 (21,02 – 26,31) (16,53 – 43,93)
Schwangerschaftswoche bei Erstkontakt	
N = 237 8,14 (6,14 – 12) (3 – 40,57)	N = 190 8,71 (6,29 – 12) (0,86 – 36)

Hinsichtlich Alter, BMI und der Schwangerschaftswoche bei Erstkontakt bestehen keine signifikanten Unterschiede zwischen beiden Gruppen. Die Frauen in der Kontrollgruppe sind im Mittel 33 Jahre alt. Die Frauen in der Fallgruppe sind im Gegensatz dazu mit durchschnittlich 31 Jahren etwas jünger (Box-Plot-Darstellungen im Anhang 1). Somit kann davon ausgegangen werden, dass die zu ermittelnden Ergebnisse nicht von entsprechenden Confoundern verzerrt werden.

Als nächstes Merkmal wurde der Bildungsstand der Mütter ausgewertet. Dafür sind in VigilanceONE zwei Datenfelder vorhanden, es können sowohl der Beruf als auch der höchste Bildungsabschluss dokumentiert werden. Die Daten zum Bildungsstand der Mütter, die in der nachfolgenden Tabelle aufgelistet sind, sind nur unvollständig vorhanden und häufig unbekannt. Nur bei knapp der Hälfte der Datensätze in VigilanceONE liegen zum Bildungsstand der Mütter nähere Informationen vor. In Tabelle 3 sind jeweils die absoluten Zahlen und die relativen Häufigkeiten in Prozent angegeben. N bezeichnet wiederum die Anzahl an auswertbaren Datensätzen.

Tabelle 3: Bildungsstand der Mütter in beiden Vergleichsgruppen

	Kontrollgruppe	Fallgruppe
Bildungsstand der Mütter		
N =	116	92
Kein Schulabschluss	2 (1,72 %)	1 (1,09 %)
Hauptschulabschluss	5 (4,31 %)	6 (6,52 %)
Mittlere Reife	31 (26,72 %)	34 (36,96 %)
Abitur	23 (19,83 %)	22 (23,91 %)
Hochschulabschluss	55 (47,41 %)	29 (31,52 %)

In der Fallgruppe konnten nur insgesamt 92 Datensätze ausgewertet werden. Der größte Anteil der schwangeren Frauen hat hier die mittlere Reife abgeschlossen (36,96 %). Zusammen mit den Frauen, die Abitur gemacht haben, liegt man bei rund 61 %. Mit 7,61 % hat nur ein geringer Anteil der Frauen gar keinen Schulabschluss oder einen Hauptschulabschluss, wohingegen 31,52 % der Frauen in der Fallgruppe einen akademischen Abschluss erlangt haben.

In der Kontrollgruppe zeigt sich ein ähnliches Bild zum Bildungsstand der Mütter, wobei hier der Anteil an Frauen mit einem akademischen Abschluss mit 47,41 % auffallend hoch ausfällt. Der Anteil an Frauen mit einem Realschulabschluss oder Abitur liegt zusammengenommen bei etwa 47 %. Genau wie in der Fallgruppe macht der Anteil an Frauen mit keinem Schulabschluss bzw. einem Hauptschulabschluss mit nur 6,03 % den kleinsten Anteil aus.

Als nächstes wurden die Daten zum Trink- und Rauchverhalten sowie Daten zum Drogenkonsum analysiert. Die Ergebnisse sind in Tabelle 4 dargestellt. Für jedes untersuchte Merkmal sind wiederum die absoluten Zahlen und die relativen Häufigkeiten in Prozent angegeben.

Tabelle 4: Daten zum Rauchverhalten, Alkoholkonsum und Drogenmissbrauch in beiden Vergleichsgruppen

	Kontrollgruppe	**Fallgruppe**
Rauchen		
N =	234	185
Nichtraucher	190 (81,20 %)	157 (84,86 %)
≤ 5 Zig/ Tag	14 (5,98 %)	8 (4,32 %)
> 5 Zig/ Tag	30 (12,82 %)	20 (10,81 %)
Alkohol		
N =	234	185
Kein Alkohol	220 (94,02 %)	178 (96,22 %)
≤ 1 Drink/ Tag	11 (4,70 %)	6 (3,24 %)
> 1 Drink/ Tag	3 (1,28 %)	1 (0,54 %)
Illegale Drogen		
N =	232	185
Nein	226 (97,41 %)	185 (100 %)
Ja	6 (2,59 %)	0 (0 %)

85 % in der Fallgruppe bzw. 81 % in der Kontrollgruppe rauchen nicht. Der Anteil an Raucherinnen liegt somit in der Kontroll-

gruppe geringfügig höher. Ein ähnliches Bild ergibt sich beim Alkoholkonsum: 96 % in der Fallgruppe und 94 % in der Kontrollgruppe geben an, während der Schwangerschaft keinen Alkohol zu konsumieren.

Bei den illegalen Drogen gibt es keine Frau in der Fallgruppe, die Drogen während der Schwangerschaft konsumiert hat. Lediglich sechs Schwangere in der Kontrollgruppe konsumierten während der Schwangerschaft Drogen, was insgesamt 2,59 % ausmacht.

Betrachtet man in einem nächsten Schritt die Anzahl an gewollten Schwangerschaften in beiden Vergleichsgruppen, so ist der prozentuale Anteil an gewollten Schwangerschaften fast gleich groß und liegt bei rund 87 % (Tab. 5).

Tabelle 5: Angaben zu gewollten Schwangerschaft

	Kontrollgruppe	**Fallgruppe**
Schwangerschaft gewollt		
N =	209	161
Nein	6 (2,87 %)	2 (1,24 %)
Ja	183 (87,56 %)	141 (87,58 %)
Egal	20 (9,57 %)	18 (11,18 %)
Keine Antwort	0 (0 %)	0 (0 %)

Auch die Daten zu früheren Schwangerschaften wurden für beide Vergleichsgruppen differenziert ausgewertet. Hinsichtlich der Anzahl an früheren Schwangerschaften (Tabelle 6) fällt auf, dass es für mehr Frauen in der Fallgruppe die erste Schwangerschaft ist und dass folglich der Anteil an früheren Schwangerschaften bzw. Geburten geringer ausfällt. Für insgesamt 45,79 % der Schwangeren in der Fallgruppe ist es die erste Schwangerschaft, was nur auf 40,17 % aus der Kontrollgruppe zutrifft.

Tabelle 6: Anzahl der früheren Schwangerschaften

	Kontrollgruppe	Fallgruppe
Frühere Schwangerschaften		
N =	234	190
0	94 (40.17)	87 (45,79)
1	69 (29.49)	65 (34,21)
2	42 (17.95)	19 (10)
3 oder mehr	29 (12.39)	19 (10)

IV.2. Auswertung des Schwangerschaftsverlaufs und -ausgangs

Zur Klärung der Fragestellung, ob Frauen mit Autoimmunerkrankungen bzw. einer entsprechenden Arzneimitteltherapie häufiger einen ungünstigen Schwangerschaftsausgang erleben als gesunde Frauen, wurden die Fallgruppe und die Kontrollgruppe hinsichtlich des Verlaufs und der Komplikationen während der Schwangerschaft miteinander verglichen. In Tabelle 7 wird zunächst der Verlauf der Schwangerschaft anhand der in der Datenbank gespeicherten Merkmale in kompliziert und unkompliziert differenziert.

Tabelle 7: Schwangerschaftsverlauf

	Kontrollgruppe	**Fallgruppe**
	N = 237	N = 190
Verlauf der Schwangerschaft		
N =	232	186
Unkompliziert	145 (62,50 %)	101 (54,30 %)
Kompliziert	87 (37,50 %)	85 (45,70 %)
Gestationsdiabetes		
N =	89	75
Ja	13 (14,61 %)	13 (17,33 %)
Nein	76 (85,39 %)	62 (82,67 %)
Präeklampsie		
N =	91	73
Ja	6 (6,59 %)	7 (9,59 %)
Nein	85 (93,41 %)	66 (90,41 %)

Betrachtet man den Schwangerschaftsverlauf, so ist der Anteil an komplizierten Schwangerschaften in der Fallgruppe etwas höher und liegt insgesamt bei 45,7 % gegenüber 37,5 % aller Schwangerschaften in der Kontrollgruppe, was sich auch in der Odds-Ratio von 1,40 widerspiegelt.

Der Schwangerschaftsverlauf kann als kompliziert eingestuft werden, wenn zum Beispiel ein Gestationsdiabetes oder eine Präeklampsie[6] vorliegen. Schwangerschaften bei Frauen, die an systemischem Lupus Erythematodes leiden, gelten grundsätzlich als Risikoschwangerschaften [26, 27]. Ob der Schwangerschaftsverlauf als kompliziert kodiert wird, wird im Einzelfall und in Abhängigkeit von den vorliegenden Informationen von einem Arzt des Pharmakovigilanz- und Beratungszentrums entschieden.
Bei 14,61 % der Schwangeren in der Kontrollgruppe wurde ein Gestationsdiabetes diagnostiziert, wohingegen der Anteil in der Fallgruppe bei 17,33 % liegt (Odds-Ratio 1,23). Auch bei der Präeklampsie ist der Anteil in der Fallgruppe im Vergleich zur Kontrollgruppe um 3 % höher und liegt bei 9,59 % (Odds-Ratio 1,50). Allerdings muss man beachten, dass die Daten in VigilanceONE für diese beiden Merkmale nur unvollständig vorhanden sind, da diese beiden Datenfelder vor allem bei den älteren Fällen nicht vollständig ausgefüllt sind.

6 Präeklampsie: schwangerschaftsbedingte hypertensive Erkrankung nach der 20. Schwangerschaftswoche mit Bluthochdruck und Proteinurie (mit oder ohne Ödeme) (Definition entnommen aus dem Taschen Lexikon Medizin, Urban & Fischer Verlag, 2. Auflage)

Ob sich dieser Unterschied zwischen der Fall- und Kontrollgruppe auch im Ausgang der Schwangerschaft widerspiegelt, wird in Tabelle 8 dargestellt.

Tabelle 8: Verlust der Schwangerschaft

	Kontrollgruppe	**Fallgruppe**
	n = 237	n = 190
Verlust der Schwangerschaft		
N =	237	190
Nein	208 (87,76 %)	157 (82,63 %)
Ja	29 (12,24 %)	33 (17,37 %)
Grund für den Verlust der Schwangerschaft		
N =	29	33
Eingeleiteter Schwangerschaftsabbruch	12 (41,38 %)	13 (39,39 %)
Spontanabort	16 (55,17 %)	19 (57,58 %)
Totgeburt	1 (3,45 %)	1 (3,03 %)

Auch hier zeigt sich, dass die Rate des Verlustes der Schwangerschaft (Tabelle 8) in der Fallgruppe mit 17,37 % (33 Fälle) höher ist als in der Kontrollgruppe, wo der Anteil bei nur 12,24 % (29 Fälle) aller Schwangerschaften liegt. Für dieses Merkmal ergab sich für die Odds-Ratio ein Wert von 1,51. Abbildung 2 veranschaulicht den Anteil an Schwangerschaftsverlusten in beiden Vergleichsgruppen.

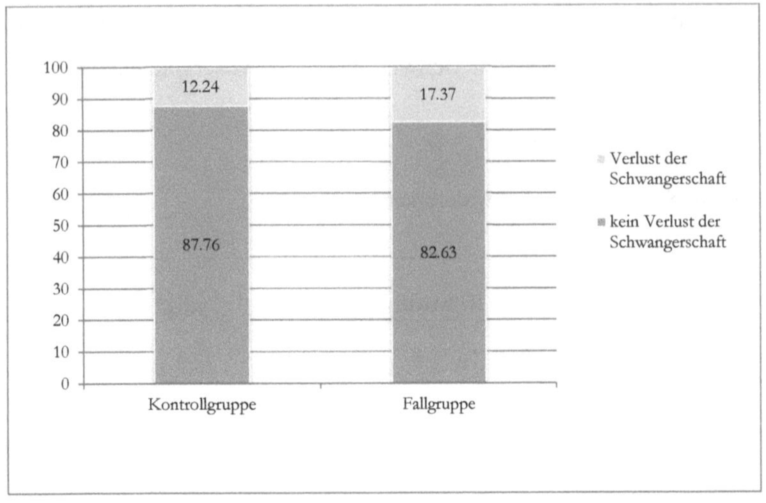

Abbildung 2: Verlust der Schwangerschaft in beiden Vergleichsgruppen

Im Folgenden wird der Versuch unternommen, den Grund des Schwangerschaftsverlustes mit Hilfe der in VigilanceONE verfügbaren Daten zu klären.

Bei einem dokumentierten Schwangerschaftsverlust kann es sich entweder um einen eingeleiteten Schwangerschaftsabbruch, einen Spontanabort oder eine Eileiterschwangerschaft handeln. Weitere Ursachen für den Verlust der Schwangerschaft können einen Totgeburt oder der Tod der Mutter während der Schwangerschaft sein.

In der Fallgruppe gab es von den insgesamt 33 Verlusten der Schwangerschaft 13 eingeleitete Schwangerschaftsabbrüche, was einem Anteil von 39,39 % entspricht, 19 Spontanaborte (57,58 %) und eine Totgeburt (3,03 %). In diesem speziellen Fall kam es in der 37. Schwangerschaftswoche zum Tod des Fetus, wobei die Todesursache nicht näher geklärt werden konnte. Zur Gesamtzahl an Schwangerschaften ins Verhältnis gesetzt, macht die Totgeburt einen Anteil von 0,56 % aus, wobei die eingeleiteten Schwangerschaftsabbrüche bei der Berechnung von der Gesamtzahl an Schwangerschaften abgezogen wurden (N = 177). Ebenfalls bezogen auf die Gesamtzahl an Schwangerschaften machen in der Fallgruppe die eingeleiteten Schwangerschaftsabbrüche einen Anteil von 6,84 % aus.

Demgegenüber gab es in der Kontrollgruppe insgesamt 29 Verluste der Schwangerschaft. 12 davon waren eingeleitete Schwangerschaftsabbrüche (41,38 %). In 55,17 % der Fälle kam es zu Spontanaborten. Auch hier gab es eine Totgeburt in der 32. Schwangerschaftswoche (3,45 %, entsprechend 0,44% bezogen auf die Gesamtzahl der ausgetragenen Schwangerschaften, N = 225). Der Anteil an eingeleiteten Schwangerschaftsabbrüchen bezogen auf die Gesamtzahl an Schwangerschaften beträgt im Vergleich zur Fallgruppe 5,06 %.

Obwohl der Anteil an Schwangerschaftsverlusten in der Fallgruppe etwa 5 % höher liegt, ist die Häufigkeitsverteilung beim dokumentierten Merkmal des Schwangerschaftsverlustes in beiden Gruppen relativ gleich, d.h. die Anteile an eingeleiteten Abbrüchen, Spontanaborten und Totgeburten sind vergleichbar groß, was in Abbildung 3 veranschaulicht ist.

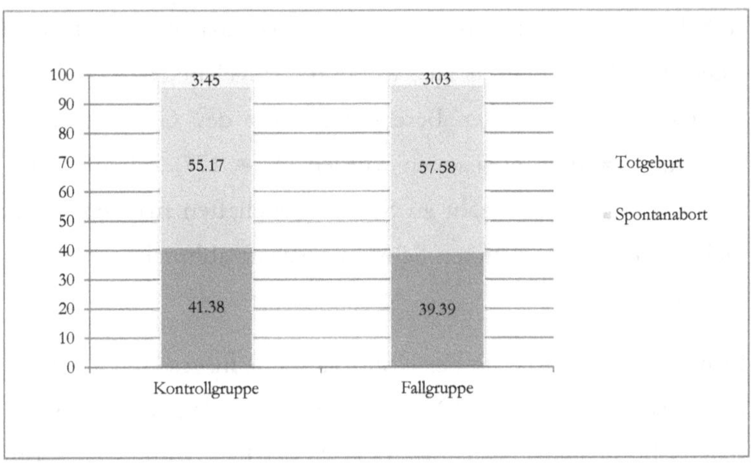

Abbildung 3: Gründe für den Schwangerschaftsverlust

Eine ursprüngliche Vermutung war, dass die Rate an Spontanaborten in der Fallgruppe höher liegt als in der Kontrollgruppe. Aus diesem Grund wurde der Anteil an Spontanaborten an der Gesamtzahl der Schwangerschaften berechnet. Damit die eingeleiteten Schwangerschaftsabbrüche das Ergebnis nicht verzerren, wurden diese in einem zweiten Schritt von der Gesamtzahl der Schwangerschaften abgezogen (Tab. 9).

Tabelle 9: Anteil an Spontanaborten in der Fall- und Kontrollgruppe

Kontrollgruppe	Fallgruppe
Anteil an Spontanaborten	
N = 237 16 (6,75 %)	N = 190 19 (10 %)
Anteil an eingeleiteten Schwangerschaftsabbrüchen	
N = 237 12 (5,06 %)	N = 190 13 (6,84 %)
Anteil an Spontanaborten ohne eingeleitete Schwangerschaftsabbrüche	
N = 225 16 (7,11 %)	N = 177 19 (10,73 %)

Anhand der Ergebnisse zeigt sich, dass die Rate an Spontanaborten in der Gruppe der Schwangeren mit Autoimmunerkrankungen höher ist. Der Anteil liegt bei insgesamt 10,73 %, in der Kontrollgruppe bei nur 7,11 %. Die Bestimmung der Odds-Ratio ergab einen Wert von 1,57.

Im nächsten Schritt wurden die eingeleiteten Schwangerschaftsabbrüche näher klassifiziert (Tabelle 10), wobei in VigilanceONE unterschieden werden kann zwischen einem Abbruch aus medizinischen Gründen, beispielsweise bei einer schweren Grunderkrankung der Mutter, einem Abbruch wegen Fehlbildungen oder Chromosomenstörungen sowie einem Abbruch aus persönlichen Beweggründen, etwa der Angst vor Fehlbildungen nach Einnahme von teratogenen Substanzen oder weil kein Kinderwunsch besteht.

Hinsichtlich der Interpretation dieser Angaben muss man jedoch Folgendes beachten: Vom Gesetzgeber ist ein Schwangerschaftsabbruch aufgrund einer festgestellten Embryopathie nicht vorgesehen, dieser zählt also offiziell auch zu den Schwangerschaftsabbrüchen aus persönlichen Beweggründen.

Tabelle 10: Gründe für den Schwangerschaftsabbruch in beiden Vergleichsgruppen

	Kontrollgruppe	**Fallgruppe**
Indikation für den eingeleiteten Schwangerschaftsabbruch		
N =	12	13
Kein Eintrag	1 (8,33 %)	0 (0 %)
Medizinisch	3 (25 %)	0 (0 %)
Embryopathie	1 (8,33 %)	2 (15,38 %)
Persönliche Gründe	7 (58,33 %)	11 (84,62 %)

Wie aus Tabelle 10 ersichtlich, gibt es auch bei den Gründen für den Schwangerschaftsabbruch Unterschiede zwischen den beiden Vergleichsgruppen. In der Gruppe der Schwangeren mit Autoimmunerkrankungen gab es häufiger einen Schwangerschaftsabbruch aus persönlichen Gründen z.B. aus Angst vor Fehlbildungen (in 11 von insgesamt 13 Fällen) als in der Kontrollgruppe (7 von insgesamt 12 Fällen). Dieser Zusammenhang ist nochmals in unten stehender Abbildung veranschaulicht.

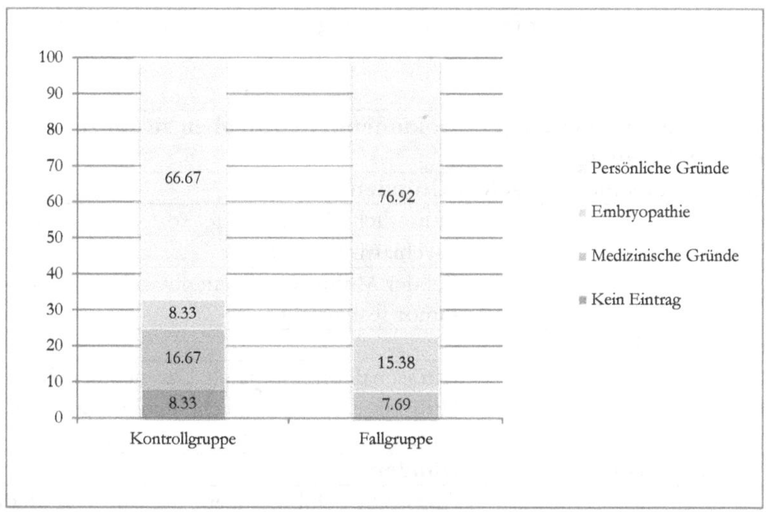

Abbildung 4: Gründe für den eingeleiteten Schwangerschaftsabbruch

Abbildung 4 verdeutlicht, dass in der Fallgruppe mehr Frauen aus persönlichen Gründen einen Schwangerschaftsabbruch vornehmen ließen. In beiden Vergleichsgruppen gab es einen bzw. zwei Abbrüche aufgrund von diagnostizierten Fehlbildungen oder Chromosomenstörungen des Feten. Des Weiteren gab es in der Kontrollgruppe drei Schwangerschaftsabbrüche aus medizinischen Gründen. Bei allen weiteren Abbrüchen fanden sich keine näheren Angaben.

Um mehr über die Gründe der eingeleiteten Schwangerschaftsabbrüche zu erfahren, wurden die jeweiligen Einzelfälle in VigilanceONE aufgerufen und näher analysiert. Die genauen Gründe für die eingeleiteten Schwangerschaftsabbrüche sind in den beiden nachfolgenden Tabellen 11 und 12 einzeln aufgelistet.

Tabelle 11: Gründe für freiwillige Schwangerschaftsabbrüche in der Kontrollgruppe

Klassifizierung des eingeleiteten Abbruchs	Dokumentierte Angaben zu Einzelfällen
Abbruch aus medizinischen Gründen	
1	Mütterliche Erkrankung, Aortenaneurysma
2	Psychiatrischer Grund
3	Bei der Mutter wurde ein gutartiger Lungentumor festgestellt
Embryopathie	
4	Ultraschall und pränatale Diagnostik gaben Hinweis auf eine mögliche Fehlbildung, Vermutung des Miller-Dieker-Syndroms
Abbruch aus persönlichen Gründen	
5	Angst vor Fehlbildungen aufgrund von Medikamenteneinnahme, Mirtazapin (bis zur 4. Woche) wegen einer Depression zu Beginn der Schwangerschaft
6 – 11	Keine näheren Angaben
Kein Eintrag	
12	

Nur bei einem Schwangerschaftsabbruch aus persönlichen Gründen ist ein genauerer Grund für die Abtreibung angegeben, so dass eine weitere Aufschlüsselung der übrigen Fälle nicht möglich ist.

Tabelle 12: Gründe für freiwillige Schwangerschaftsabbrüche in der Fallgruppe

Klassifizierung des eingeleiteten Abbruchs	Dokumentierte Angaben zu Einzelfällen
Embryopathie	
1	Trisomie 18 (Edwards-Syndrom) bei der pränatalen Diagnostik festgestellt
2	Bei der pränatalen Diagnostik (Fruchtwasseruntersuchung) wurde ein anormaler Chromosomensatz festgestellt
Abbruch aus persönlichen Gründen	
3	Angst vor Fehlbildungen aufgrund von Medikamenteneinnahme, Leflunomid (bis zur 8. Woche) und Cortison (bis zur 14. Woche) zu Beginn der Schwangerschaft wegen rheumatoider Arthritis
4	Abbruch aufgrund einer laufenden Leflunomid-Therapie wegen rheumatoider Arthritis
5	Angst vor Fehlbildungen aufgrund von Medikamenteneinnahme, Leflunomid (bis zur 6. Woche) und Hydroxychloroquinsulfat (bis zur 6. Woche) zu Beginn der Schwangerschaft wegen rheumatoider Arthritis
6	Angst vor Fehlbildungen aufgrund von Medikamenteneinnahme, Infliximab (bis zur 2. Woche) und Leflunomid (bis zur 6. Woche) zu Beginn der Schwangerschaft wegen rheumatoider Arthritis e
7 – 13	Keine näheren Angaben

Analysiert man die Informationen in Tabelle 12 genauer, so wird ersichtlich, dass in vier Fällen ein Abbruch aus Angst vor möglichen Fehlbildungen vorgenommen wurde. Ein Schwangerschaftsabbruch aus Angst vor Fehlbildungen war ursprünglich als Abbruch aus medizinischen Gründen eingestuft und vermutlich falsch kodiert. Das wurde bei der Auswertung der Fälle korrigiert.

Im nächsten Abschnitt werden die Ergebnisse zum Ausgang der Schwangerschaft dargestellt. Zuerst wird die Anzahl an lebend geborenen Kindern ausgewertet. Da dieses Datenfeld in Vigilance-ONE nicht angelegt ist, muss ausgehend von der Gesamtzahl an Schwangerschaften und den Schwangerschaftsverlusten zurückgerechnet werden. Dabei wird unterschieden zwischen Lebendgeburten und lebend Geborenen, bei denen die Mehrlingsgeburten mit eingerechnet werden, d.h. jedes lebend geborene Kind zählt. Hier wird deutlich, dass es in der Fallgruppe weniger Lebendgeburten bzw. lebend geborene Kinder gibt.

In 88,02 % der Schwangerschaften kam in der Kontrollgruppe ein lebend geborenes Kind zur Welt, wohingegen es in der Fallgruppe nur 82,90% lebend Geborene sind (Tab.13).

Tabelle 13: Ergebnisse zum Schwangerschaftsausgang, Merkmal Lebendgeburt und lebend Geborene

Kontrollgruppe	**Fallgruppe**
Lebendgeburten	
N = 237 208 (87,76 %)	N = 190 157 (82,63 %)
Lebend Geborene	
N = 242 (incl. 5x Zwillinge) 213 (88,02 %)	N = 193 (incl. 3x Zwillinge) 160 (82,90 %)

Um den Schwangerschaftsausgang näher zu untersuchen, wurden weitere in der Datenbank hinterlegte Merkmale ausgewertet (Tab. 14). Bei den Merkmalen Geschlecht, Anteil der Frühgeburten und Frühgeborenen sind jeweils die absoluten und relativen Häufigkeiten angegeben. Die Merkmale Geburtsgewicht und Schwangerschaftswoche bei Geburt sind durch den Median, den Interquartilsabstand und die Minima und Maxima charakterisiert. Die Anzahl N der für die Auswertung zur Verfügung stehenden Datensätze ist für jedes Merkmal angegeben.

Tabelle 14: Ergebnisse zum Schwangerschaftsausgang, Merkmale Geschlecht, Geburtsgewicht, Schwangerschaftswoche zum Zeitpunkt der Geburt, Anteil an Frühgeburten und Frühgeborenen

Kontrollgruppe	Fallgruppe
Geschlecht	
N = 182 Männlich 89 (48,90 %) Weiblich 93 (51,10 %)	N = 160 Männlich 75 (46,88 %) Weiblich 85 (53,13 %)
Geburtsgewicht in Gramm	
N = 183 3355 (2948,75 – 3678,75) (1175 – 4540)	N = 161 3190 (2750 – 3480) (710 – 5010)
Geburtsgewicht zu niedrig	
N = 177 Ja = 26	N = 158 Ja = 20
Schwangerschaftswoche bei Geburt	
N = 183 39,71 (38,36 – 40,57) (30,43 – 43)	N = 161 39 (37 – 40) (26 – 42,14)
Anteil an Frühgeburten	
N = 208 13 (6,25 %)	N = 158 30 (18,99 %)
Anteil an Frühgeborenen	
N = 213 16 (7,51 %)	N = 160 32 (20 %)

Der Anteil an weiblichen und männlichen Kindern ist in beiden Gruppen vergleichbar groß. In beiden Vergleichsgruppen werden mit 51,10 % und 53,13 % etwas mehr Mädchen geboren.

Auffällig ist, dass die Kinder in der Fallgruppe zum Zeitpunkt der Geburt etwas leichter sind als die Kinder in der Kontrollgruppe. In der Kontrollgruppe wiegen die Kinder im Schnitt 3355 g und in der Fallgruppe nur 3190 g. Das Geburtsgewicht ist auch in der Box-Plot-Darstellung, Abbildung 4 veranschaulicht.

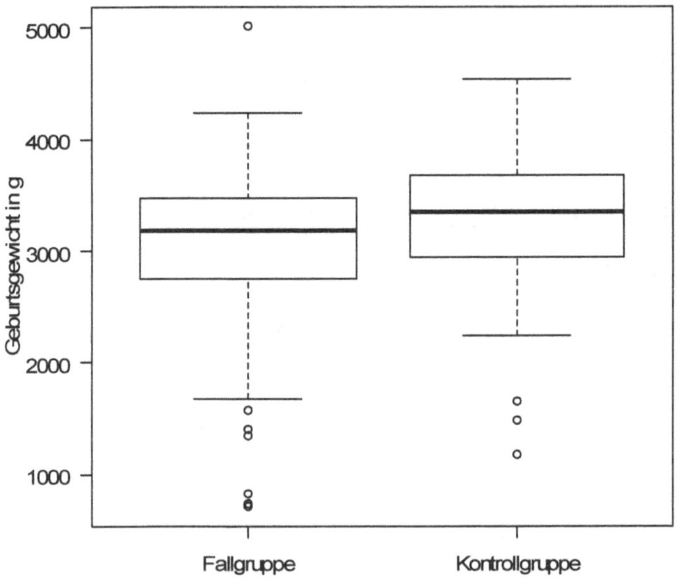

Abbildung 5: Box-Plot-Darstellung zum Vergleich des Geburtsgewichts in Gramm

Ob für Kinder in der Fallgruppe das Risiko höher ist, dass sie zum Zeitpunkt der Geburt zu leicht sind, wurde mit Hilfe der Perzentilenkurven für das Körpergewicht ermittelt. Dabei geht man davon aus, dass unterhalb der 10 % Perzentilenkurve, gemessen an den vollendeten Schwangerschaftswochen, das Geburtsgewicht zu niedrig ist. Nach Auswertung der Datensätze für beide Vergleichsgruppen ergab sich jedoch nur eine Odds-Ratio von 0,99.

Ein ähnliches Bild zeigt sich auch bei der Analyse der Schwangerschaftswoche bei der Geburt (Abbildung 5). Die Kinder in der Kontrollgruppe kommen in der Regel etwas später zur Welt, im Schnitt in der 40. Schwangerschaftswoche während die Kinder in der Fallgruppe in der 39. Schwangerschaftswoche geboren werden, was ebenfalls zum niedrigeren Geburtsgewicht beitragen dürfte.

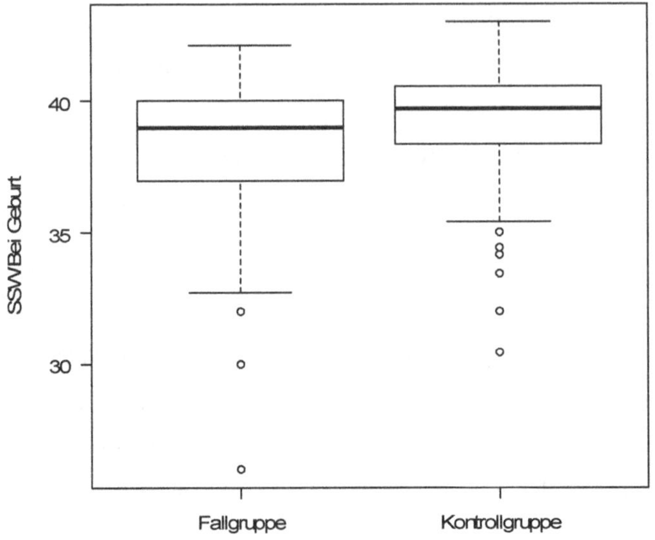

Abbildung 6: Box-Plot-Darstellung zum Vergleich der Schwangerschaftswoche zum Zeitpunkt der Geburt

Noch deutlicher ist der Unterschied zwischen beiden Gruppen, wenn man die absoluten Zahlen und relativen Häufigkeiten der Frühgeburten bzw. der Frühgeborenen (Zwillinge mit einbezogen) miteinander vergleicht (Tabelle 14). Eine Geburt wird als Frühgeburt bezeichnet, wenn das Kind vor der 37. Schwangerschaftswoche geboren wird. In der Kontrollgruppe gibt es insgesamt 13 Frühgeburten, was einem Anteil von 6,25 % entspricht. In der Fallgruppe ist die Anzahl der Frühgeburten doppelt so hoch und liegt bei 30 Frühgeburten, was einen Anteil von 18,99 % ausmacht (siehe auch Abbildung 7). Für das Merkmal Frühgeburt liegt demnach die Odds-Ratio bei 3,52.

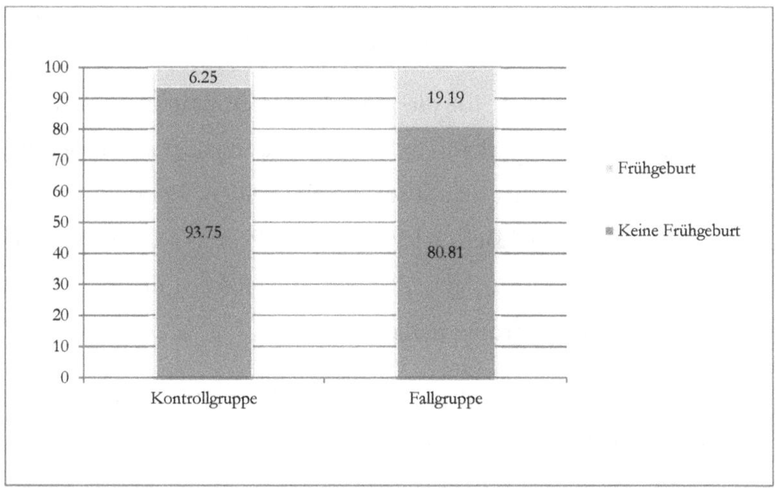

Abbildung 7: Anteil an Frühgeburten

IV.3. Auswertung der Subgruppe „Rheumatoide Arthritis“

Die einzige Subgruppe, für die man die Daten krankheitsbezogen differenziert auswerten kann, sind die Schwangerschaften, bei denen die Frauen an rheumatoider Arthritis leiden. Bei den übrigen Subgruppen wie zum Beispiel Frauen mit Psoriasis oder systemischem Lupus Erythematodes sind die Fallzahlen von 21 bzw. 16 zu klein für eine Subgruppenanalyse.

Von den 190 Datensätzen in der Fallgruppe leiden insgesamt 108 Frauen an rheumatoider Arthritis.

In der Subgruppe „rheumatoide Arthritis“ gab es, verglichen mit den übrigen Datensätzen in der Fallgruppe, weniger komplizierte Schwangerschaften. Der Anteil an komplizierten Schwangerschaften liegt hier bei 41,51 % gegenüber 51,25 % in der restlichen Fallgruppe. Der Anteil an Schwangerschaftsverlusten ist fast identisch, ebenso die Rate an Spontanaborten und Lebendgeburten. Auch das Geburtsgewicht ist fast gleich groß.

Ein deutlicher Unterschied zeigt sich jedoch bei den Frühgeburten. Hier fällt der Anteil an Frühgeburten, der in dieser Subgruppe bei 15,73 % liegt, niedriger aus als in der übrigen Fallgruppe mit 23,19 % (Odds-Ratio 0,62).

In Tabelle 15 sind die Ergebnisse zum Ausgang der Schwangerschaften für diese Subgruppe aufgelistet. Angegeben sind jeweils die Anzahl an Datensätzen N, für die das jeweilige Merkmal dokumentiert war, sowie die absoluten Zahlen und relativen Häufigkeiten.

Tabelle 15: Ergebnisse Schwangerschaftsausgang Subgruppe "Rheumatoide Arthritis"

Merkmal	**Subgruppe „rheumatoide Arthritis“**
Verlauf der Schwangerschaft	
N =	106
Unkompliziert	62 (58,49 %)
Kompliziert	44 (41,51 %)
Verlust der Schwangerschaft	
N =	108
Ja	19 (17,59 %)
Nein	89 (82,41 %)
Grund für den Verlust der Schwangerschaft	
N =	19
Eingeleiteter Schwangerschaftsabbruch	8 (42,11 %)
Spontanabort	11 (57,89 %)
Totgeburt	0
Anteil an Spontanaborten ohne die eingeleiteten Schwangerschaftsabbrüche	
	N = 100 11 (11 %)
Lebendgeburten	
	N = 108 89 (82,41 %)
Anteil an Frühgeburten	
	N = 89 14 (15,73 %)

V. Diskussion

V.1. Mütterliche Charakteristika

Hinsichtlich der mütterlichen Charakteristika zeigten sich bei den Merkmalen Alter, BMI und Schwangerschaftswoche bei Erstkontakt keine wesentlichen Unterschiede zwischen den beiden Vergleichsgruppen, so dass die nachfolgenden Vergleiche nicht durch Gruppenunterschiede verzerrt sein dürften. Die Frauen in der Fallgruppe sind allerdings im Schnitt etwas jünger (31 Jahre) als in der Kontrollgruppe (33 Jahre). In der Literatur sind nur sehr wenige Daten zu den mütterlichen Charakteristika vorhanden. Nørgaard et al [28] untersuchten in einer Studie Frauen mit rheumatoider Arthritis und deren Schwangerschaftsausgang. In dieser Studie betrug das Durchschnittsalter der Frauen 31 Jahre, die Frauen ohne eine rheumatoide Arthritis waren im Mittel 29 Jahre alt. In einer anderen Studie waren ebenfalls nur Frauen mit rheumatoider Arthritis eingeschlossen. Deren Durchschnittsalter lag bei 31,9 Jahren [29].

Betrachtet man den Bildungsstand der Mütter, muss einschränkend angemerkt wären, dass zum Bildungsstand nur bei etwa der Hälfte der Datensätze nähere Informationen vorliegen. Das kann zum einen daran liegen, dass es im Beratungsgespräch oft unangemessen ist, diese Informationen zu erfragen. Es kann häufig nur versucht werden, die Frage nach der Ausbildung und dem höchsten Bildungsabschluss der Mutter geschickt in das Beratungsgespräch einzubinden. Ein weiterer Grund für die oft fehlenden Angaben zum Bildungsstand könnte auch sein, dass der behandelnde

Arzt selbst keine näheren Informationen zum Bildungsstand seiner Patientin hat.

Weiterhin fällt auf, dass der Anteil an Frauen mit einem hohen Bildungsabschluss in beiden Vergleichsgruppen besonders hoch ist. Das lässt sich am ehesten damit erklären, dass vor allem Schwangere mit einem höheren Bildungsstand in der Sprechstunde des Pharmakovigilanz- und Beratungszentrums anrufen. Besonders in der Kontrollgruppe ist der Anteil an Frauen mit einem akademischen Abschluss mit 47,41 % ungewöhnlich hoch, was wiederum die Behauptung untermauert, dass vor allem Frauen mit einem höheren Bildungsabschluss die Beratung des Zentrums in Anspruch nehmen, weil sie die Zusammenhänge zwischen Arzneimitteleinnahme und eventueller Schädigung des ungeborenen Kindes kritischer hinterfragen.

Geringfügig höher fällt mit 18,8 % in der Kontrollgruppe der Anteil an Raucherinnen aus. Dieser liegt in der Fallgruppe bei nur 15,13 %. Diese Werte stimmen in etwa überein mit Daten von Nørgaard et al [28], wonach der Anteil an Raucherinnen in der Gruppe mit rheumatoider Arthritis bei 13,8 % lag und bei Schwangeren ohne rheumatoide Arthritis etwas höher bei 14,8 %. Auch in dieser Studie beruhten die Daten zum Rauchverhalten auf freiwilligen Angaben.
Bemerkenswert ist hierbei, dass der Anteil an Frauen, die mehr als fünf Zigaretten am Tag rauchen, etwa doppelt so hoch ist wie der Anteil an Frauen, die angeben, weniger als fünf Zigaretten am Tag zu rauchen.
Der leicht unterschiedliche Anteil an Raucherinnen in beiden Vergleichsgruppen könnte darauf zurückzuführen sein, dass die

Schwangeren in der Fallgruppe aufgrund ihrer Erkrankung ein höheres Gesundheitsbewusstsein entwickelt haben und Rauchen außerdem einen zusätzlichen Risikofaktor für die vorliegende Grunderkrankung darstellt [4]. Diese Vermutung wird durch die Ergebnisse zum Trinkverhalten und Drogenkonsum noch bestätigt. Auch hier liegen die Anteile an Frauen, die angeben, während der Schwangerschaft Alkohol zu trinken bzw. Drogen konsumiert zu haben, in der Kontrollgruppe geringfügig höher war als in der Fallgruppe.

Hinsichtlich der Anzahl an früheren Schwangerschaften fällt auf, dass es sich bei den dokumentierten Beratungsfällen für mehr Frauen in der Fallgruppe um die erste Schwangerschaft handelte. Ein möglicher Grund dafür könnte die zugrunde liegende Autoimmunerkrankung selbst und die damit verbundene Unsicherheit bzw. der Beratungsbedarf bezüglich der Medikation sein. Da vor allem in den letzten Jahren durch neue Medikamente bessere Therapieerfolge erzielt werden konnten, entscheiden sich jetzt offenbar mehr Frauen mit einer Autoimmunerkrankung für eine Schwangerschaft [30, 31].

V.2. Schwangerschaftsverlauf und -ausgang

Der Schwangerschaftsverlauf wurde bei den Schwangerschaften in der Fallgruppe häufiger als kompliziert eingestuft. Dabei ist das Risiko für einen komplizierten Schwangerschaftsverlauf bei Frauen mit Autoimmunerkrankungen etwa 1,4-mal so hoch. Zum Teil lässt sich dieses leicht erhöhte Risiko mit dem höheren Anteil an Fällen mit Gestationsdiabetes und Präeklampsie begründen. Für diese beiden Komplikationen ergaben sich Odds-Ratios von 1,23 (Gestationsdiabetes) und 1,5 (Präeklampsie).

Bei der Interpretation dieser Ergebnisse muss man allerdings bedenken, dass bei der Hälfte der Datensätze Angaben zu diesen beiden Merkmalen fehlten. Wahrscheinlich ist der tatsächliche Anteil an Schwangeren mit Gestationsdiabetes bzw. Präeklampsie daher etwas geringer.

In der Kontrollgruppe haben insgesamt 6 Schwangere eine Präeklampsie entwickelt, was einem Anteil von 6,59 % entspricht. In der Fallgruppe waren es 9,59 %. Wenn man in Betracht zieht, dass bei etwa 5 – 7 % aller Schwangerschaften in Westeuropa eine Präeklampsie diagnostiziert wird, sind die gefundenen Werte durchaus plausibel. Häufig sind Erstgebärende und Frauen über 35 betroffen, außerdem erhöht sich bei einer Präeklampsie das Risiko für eine Früh- oder Totgeburt [32, 33].

In der Literatur ist beschrieben, dass vor allem Patienten mit systemischen Lupus Erythematodes oder einem Antiphospholipidsyndrom mit einem Anteil von jeweils 7 % ein erhöhtes Risiko für eine Präeklampsie aufweisen [5].

Weitere Gründe dafür, dass der Schwangerschaftsverlauf als kompliziert eingestuft wurde, sind Schwangerschaftsabbrüche und drohende Aborte. Da auch der Anteil an Schwangerschaftsabbrüchen an der Gesamtzahl an Schwangerschaften in der Fallgruppe mit 6,84 % höher lag als in der Kontrollgruppe mit nur 5,06 %, findet sich hier ein weiterer Grund, der die ursprüngliche Annahme stützt, dass eine Schwangerschaft bei Frauen mit Autoimmunerkrankungen häufiger kompliziert verläuft.

Anfänglich wurde die Hypothese aufgestellt, dass eine autoimmune Grunderkrankung der Mutter häufiger mit einem ungünstigen Schwangerschaftsausgang assoziiert ist. Diese Vermutung wird durch die Ergebnisse der vorliegenden Arbeit bestätigt, da es in der Fallgruppe einen höheren Anteil an Schwangerschaftsverlusten und demzufolge eine geringere Anzahl an Lebendgeburten gab. Grund für die geringere Rate an Lebendgeburten in der Fallgruppe gegenüber der Kontrollgruppe kann zum einen die Grunderkrankung der Mutter, aber auch die zugrunde liegende Medikation sein [28].

In der Literatur finden sich vergleichbare Werte für den Anteil an Lebendgeburten bei Schwangeren mit Autoimmunerkrankungen. Canti et al [34] untersuchten den Schwangerschaftsausgang bei 221 Schwangerschaften von insgesamt 181 Patientinnen mit Autoimmunerkrankungen. Der Anteil an Lebendgeburten lag in dieser Studie bei 87,3 %. Allerdings geht aus dem Artikel nicht hervor, wie sich die Versuchsgruppe im Einzelnen zusammensetzt.
Die Rate an Lebendgeburten schwankt je nach Studie zwischen 76,6 % und 90 % [23, 26, 14].

Ein Problem bei der Beurteilung und dem Vergleich mit Daten aus der Literatur ergibt sich daraus, dass die Versuchsgruppen sehr unterschiedlich zusammengesetzt sein können. Außerdem werden meist keine Angaben zum Schweregrad der vorliegenden Grunderkrankung gemacht.

Auch der Anteil an Spontanaborten ist in der Fallgruppe höher als in der Kontrollgruppe (10,73 % gegenüber 7,11 %), wobei das Risiko für einen Spontanabort in der Fallgruppe etwa 1,5 mal höher liegt als bei den Schwangeren ohne Autoimmunerkrankungen. Auch hier drängt sich die Frage auf, ob die eingesetzten Arzneimittel einen Spontanabort ausgelöst haben oder ob die Rate an Spontanaborten bereits durch die zugrunde liegende Erkrankung erhöht ist. Da diese Fragestellung mit den verfügbaren Daten nicht abschließend geklärt werden konnte, wurde in der Literatur nach entsprechenden Arbeiten recherchiert.

Dabei wurde festgestellt, dass die Rate an Spontanaborten unter Therapien mit Arzneimitteln, die sich gegen den Tumornekrosefaktor richten, erhöht sein kann [35]. Beispiele für die hier eingesetzten Wirkstoffe sind Adalimumab, Etanercept und Infliximab. Allerdings ist die Interpretation dieser Ergebnisse schwierig, da auch die Krankheitsaktivität erhöht ist, wenn Medikamente mit den oben genannten Wirkstoffen eingesetzt werden.

Vor allem beim systemischen Lupus Erythematodes liegt der Anteil an Spontanaborten höher [14]. Einfluss auf den Ausgang der Schwangerschaft haben hierbei vor allem bestimmte Organbeteiligungen wie die Niere [23] und zusätzliche Risikofaktoren wie Bluthochdruck, Proteinurie und ein diagnostiziertes Antiphospholipidsyndrom. Da der Anteil an Schwangeren, die an systemischem Lupus Erythematodes leiden, in der Fallgruppe bei 8,42 % liegt, erklärt sich damit teilweise die erhöhte Rate an Spontanaborten.

Wie bereits erwähnt geht man davon aus, dass der Schwangerschaftsausgang auch von der Aktivität und Schwere der Erkrankung während der Schwangerschaft beeinflusst wird [5]. Allerdings kann man mit Hilfe der Daten in VigilanceONE nicht auf die Schwere der Erkrankung schließen. Genauso schwierig ist es, Anhaltspunkte zur Aktivität der Erkrankung während der Schwangerschaft zu finden, so dass man den Einfluss von Aktivität und Schwere der Erkrankung auf den Schwangerschaftsausgang und auf die erhöhte Rate an Spontanaborten in diesem Zusammenhang nicht beurteilen kann.

Auf der Suche nach etwaigen zusätzlichen Hinweisen wurde anschließend die Zahl der Totgeburten analysiert. Von einer Totgeburt spricht man, unabhängig von der Schwangerschaftswoche, wenn der Fetus zum Zeitpunkt des Spontanabortes mehr als 500 g wiegt.

In beiden Studiengruppen gab es jeweils eine Totgeburt. Da beide Vergleichsgruppen unterschiedlich groß sind, ergibt sich für die Kontrollgruppe ein Anteil von 0,44 % und für die Fallgruppe von 0,56 %. Nach Daten aus der Literatur ist das Risiko für eine Totgeburt bei Frauen mit rheumatoider Arthritis erhöht [28]. Für die Studiengruppe mit Frauen ohne rheumatoide Arthritis fand sich hier ein Wert von 0,5 %, bei Frauen mit rheumatoider Arthritis lag das Risiko bei 0,9 %. In einer weiteren Studie an Frauen mit systemischem Lupus Erythematodes lag der Anteil an Totgeburten sogar bei 3,6 % [23].

Im Gegensatz zu anderen Studien, bestätigen die hier analysierten Daten nicht, dass der Anteil an Totgeburten bei Frauen mit Autoimmunerkrankungen erhöht ist. Allerdings ist die Fallzahl in den beiden Vergleichsgruppen zu klein, um das Ergebnis sicher interpretieren zu können.

Der höhere Anteil an eingeleiteten Schwangerschaftsabbrüchen in der Fallgruppe ist zum Teil dadurch bedingt, dass hier häufiger ein Abbruch aus Angst vor Fehlbildungen durch die zugrunde liegende Medikation vorgenommen wurde. In den vorliegenden vier Fällen, zu denen nähere Angaben in der Datenbank vorhanden waren, wurde die Schwangerschaft aus Angst vor möglichen Folgen einer Leflunomid-Therapie vorzeitig beendet. Aus den Daten in VigilanceONE war nicht ersichtlich, ob vom behandelnden Arzt eine Empfehlung zum Schwangerschaftsabbruch gegeben wurde oder ob sich die Frauen selbst für einen Abbruch entschieden haben.

Leflunomid gehört zur Gruppe der Immunsuppressiva, hemmt die Dihydroorotat-Dehydrogenase bei der Pyrimidin-Synthese und vermindert so die Lymhpozytenneubildung. Lymphozyten sind maßgeblich am Entzündungsprozess beteiligt, wodurch Leflunomid entzündungshemmend wirkt [36]. Ein weiterer wichtiger Aspekt ist, dass Leflunomid antiproliferativ wirkt. Somit können Wucherungen in den Knorpel oder Knochen vermindert werden, was beispielsweise den Einsatz in der rheumatoiden Arthritis begründet.

In präklinischen Tierversuchen an Ratten und Kaninchen wurde festgestellt, dass Leflunomid embryotoxische und teratogene Wirkungen aufweist, weshalb Frauen im gebärfähigen Alter unter einer Leflunomid-Therapie zuverlässig verhüten sollten [37]. Es wurden embryotoxische Effekte wie Wachstumsretardierung und eine erhöhte Sterblichkeitsrate gefunden. Außerdem kam es zu teratogenen Effekten unter anderem zu Missbildungen des Kopfes, Rumpfes und der Gliedmaßen. Aufgrund der Ergebnisse der präklinischen Tierversuche stuft auch die Food and Drug Administration (FDA) Leflunomid in die Kategorie X[7] ein und hat bis jetzt noch keine Anpassung vorgenommen [38].

Weiterführend wurde eine Literaturrecherche durchgeführt, um herauszufinden, ob das im Tierversuch festgestellte Risiko bei der unwissentlichen Anwendung von Leflunomid in der Schwangerschaft bestätigt wurde.

In der Literatur wurde dazu eine prospektive Kohortenstudie gefunden [11], die den Schwangerschaftsausgang von Frauen, die mit Leflunomid behandelt wurden, untersucht. In dieser Studie wurden 64 Schwangere wegen rheumatoider Arthritis mit Leflunomid behandelte Frauen (1. Trimester der Schwangerschaft) mit zwei Kontrollgruppen verglichen. Obwohl die Fallzahlen relativ gering waren, konnte kein erhöhtes Risiko für einen ungünstigen Schwangerschaftsausgang unter einer Leflunomid-Therapie festgestellt werden.

Insgesamt kann man aus den vorhandenen Daten nicht sicher auf ein vorhandenes Risiko von Leflunomid in der Schwangerschaft schließen. Allerdings war das zu Beginn der Markteinführung von Leflunomid noch nicht bekannt und die Ergebnisse der Kohor-

[7] Die Food and Drug Administration in den USA hat ein System zur Risikobeurteilung von fötalen Schäden durch Arzneistoffe und teilt alle Arzneistoffe in fünf Risikogruppen (A, B, C, D, X) ein. Kategorie X bedeutet, dass durch Tierversuche oder klinische Studien Hinweise auf ein Risiko oder Fehlbildungen beim Fetus gesichert sind.

tenstudie waren noch nicht veröffentlicht [11], wobei die vier Fälle der vorliegenden Studie aus den Jahren 2004, 2006, 2009 und 2010 stammen. Entsprechende Angaben zur Kontraindikation von Leflunomid in der Schwangerschaft in Packungsbeilagen und Fachinformationen stellen deshalb in der Regel eine Vorsichtsmaßnahme dar, die auch den Hersteller schützt, falls es zu einer unwissentlichen Anwendung von Leflunomid in der Schwangerschaft kommt. Solche Angaben können allerdings auch dazu führen, dass Frauen verunsichert werden und deshalb von sich aus einen Abbruch der Schwangerschaft wünschen. Umso wichtiger ist es, entsprechende Schwangerschaftsverläufe prospektiv zu verfolgen und auszuwerten.

Der Anteil an Schwangerschaftsabbrüchen aus medizinischen Gründen fällt in der Kontrollgruppe höher aus als in der Fallgruppe, in der kein Abbruch aus medizinischen Gründen vorgenommen wurde. Dieser Unterschied, für den sich keine plausible Erklärung finden lässt, ist wahrscheinlich eher zufällig bedingt.

Das Geburtsgewicht der lebend Geborenen in der Fallgruppe ist im Schnitt 165 g geringer als in der Kontrollgruppe. Die Ursachen dafür können unterschiedlich sein, können aber auf Grund der Datenlage nicht abschließend beurteilt werden.

Da Mädchen im Durchschnitt bei der Geburt leichter sind, könnte ein höherer Anteil an Mädchen das geringere Geburtsgewicht in der Fallgruppe teilweise erklären. Um diesen Faktor weitestgehend auszuschließen, wurde der Anteil an Jungen und Mädchen in beiden Gruppen berechnet. Wie vermutet, hat der Anteil an Jungen und Mädchen, wenn überhaupt, nur einen sehr geringen Einfluss auf die unterschiedlichen Geburtsgewichte in den Vergleichsgrup-

pen, da der Anteil an Mädchen in der Kontrollgruppe bei 51,10 % und in der Fallgruppe bei 53,13 % liegt.
Eine weitere mögliche Ursache für ein geringeres Geburtsgewicht in der Fallgruppe ist die Anwendung von Glucocorticoiden während der Schwangerschaft [39]. Allerdings muss das Steroid dafür systemisch und über einen längeren Zeitraum hinweg eingenommen werden. Bei den Schwangeren in der Fallgruppe wurden verschiedene Glucocorticoide eingesetzt. In dem Artikel von Østensen et al [5] ist zudem beschrieben, dass Patientinnen, die Prednison eingenommen haben, deutlich früher entbinden. Auch die Einnahme von Hydroxychloroquinsulfat kann mit einem geringeren Geburtsgewicht assoziiert sein [39].
Nicht nur durch die Einnahme von Immunsuppressiva kann das Geburtsgewicht vermindert sein, auch die Aktivität der Grunderkrankung der Mutter kann einen negativen Einfluss auf das Geburtsgewicht haben [5]. Bei der rheumatoiden Arthritis wurde ein direkter Zusammenhang zwischen der Aktivität der Krankheit, dem Geburtsgewicht und der Schwangerschaftswoche bei der Geburt gefunden [31]. Doch obwohl die Lebendgeborenen in der Fallgruppe bei der Geburt im Schnitt etwas leichter sind, haben die Frauen mit Autoimmunerkrankungen überraschenderweise kein erhöhtes Risiko (Odds-Ratio 0,99), dass das Kind zum Zeitpunkt der Geburt zu leicht ist, d.h. dass das Geburtsgewicht unterhalb der 10 % Perzentilenkurve liegt.
Ein weiterer Grund für das geringere Geburtsgewicht in der Fallgruppe ist, dass die Kinder etwas früher zur Welt kommen als in der Kontrollgruppe. Hinzu kommt, dass der Anteil an Frühgeburten in der Fallgruppe deutlich höher ist und Frühgeborene in der Regel leichter sind. Als Frühgeborene gelten dabei alle Kinder, die

vor der 37. Schwangerschaftswoche zur Welt kommen. Da der Anteil an Frühgeburten in der Fallgruppe höher liegt als in der Kontrollgruppe, lässt sich auch damit das geringere Geburtsgewicht in der Fallgruppe erklären. Insgesamt war das Risiko für eine Frühgeburt in der Fallgruppe der vorliegenden Studie um das 3,5fache erhöht.

In einer Studie von de Man et al [40] lag der Anteil an Frühgeburten in der Gruppe der Schwangeren mit rheumatoider Arthritis bei lediglich 8,6 %, wohingegen der Anteil an Frühgeburten in der Fallgruppe mehr als doppelt so hoch war (~ 20 %). Dieser Unterschied lässt sich damit erklären, dass die Fallgruppe heterogen zusammengesetzt ist und im Gegensatz zu der untersuchten Gruppe bei de Man et al. nicht nur Schwangere mit rheumatoider Arthritis einschließt. Demzufolge schien es in der Fallgruppe Subgruppen zu geben, die ein höheres Risiko für einen ungünstigeren Schwangerschaftsausgang einschließlich einer höheren Rate an Frühgeburten aufweisen.

Diese Vermutung konnte durch die Subgruppenanalyse der Schwangeren mit rheumatoider Arthritis bestätigt werden, für die ein geringerer Anteil an Frühgeburten im Vergleich zu den anderen Subgruppen der Fallgruppe ermittelt wurde. Die Odds-Ratio von 0,62 untermauert die Aussage, dass das Risiko für eine Frühgeburt bei Frauen mit rheumatoider Arthritis, verglichen mit den übrigen Schwangeren in der Fallgruppe, geringer ist als bei anderen Autoimmunerkrankungen.

Denn mit hoher Wahrscheinlichkeit ist die höhere Rate an Frühgeburten in der Fallgruppe durch Erkrankungen wie den systemischen Lupus Erythematodes oder Morbus Crohn bedingt. Für Schwangere mit systemischem Lupus Erythematodes wurde be-

reits nachgewiesen, dass das Risiko für eine Frühgeburt erhöht ist [14, 23]. Außerdem erleiden Schwangere mit einem Antiphospholipidsyndrom häufiger eine Frühgeburt, ebenso wie Frauen, die an Morbus Crohn erkrankt sind [41, 42].
Bei Frauen mit Psoriasis ist das Risiko für eine Frühgeburt in Abhängigkeit von der Aktivität der Erkrankung wahrscheinlich nicht höher als bei Frauen mit rheumatoider Arthritis [16, 43].
Für eine differenzierte Auswertung und Beurteilung hinsichtlich des genauen Risikos für eine Frühgeburt bei den übrigen Erkrankungen in der Fallgruppe waren die Fallzahlen allerdings zu gering.

Mit Blick auf die analysierten Daten ist anzumerken, dass die Aktivität und Schwere der zugrunde liegenden Erkrankung meist unbekannt sind bzw. nicht aus den Daten in VigilanceONE hervorgehen. Außerdem ist oft unklar, wie lange vor der Schwangerschaft die Frauen schon an der jeweiligen Erkrankung gelitten haben, d.h. wann die Erkrankung diagnostiziert wurde, ob sich die Krankheit zu Beginn der Schwangerschaft gerade in Remission befindet oder aktiv ist. Besonders beim systemischen Lupus Erythematodes wird in diesem Zusammenhang empfohlen, die Schwangerschaft nur dann zu planen, wenn sich die Krankheit gerade in Remission befindet [23, 26].
Eine Möglichkeit, die Aktivität und den Schweregrad der Erkrankung abzuschätzen wäre, die verordneten Medikamente genauer zu analysieren, da, bedingt durch die Aktivität der Erkrankung, zum Teil andere Arzneimittel oder höhere Dosen eingesetzt werden. Auch die Menge der verordneten Arzneimittel für die gleiche Indikation kann Aufschluss über den Schweregrad und die Aktivi-

tät der Erkrankung geben. So könnten zum Beispiel bei einem akuten Zustand der Psoriasis Glucocorticoide systemisch gegeben werden, weil die lokale Anwendung auf der Haut nicht ausreichend ist oder zusätzlich eine Behandlung mit Methotrexat indiziert sein.
Zusätzliche Hinweise, wie lange die Erkrankung möglicherweise schon besteht oder behandlungspflichtig ist, könnte man mit Hilfe der Auflistung der Medikamente auf den Fragebögen über das Datenfeld „Zeitraum der Anwendung von… bis…" gewinnen. Auch die verabreichte Dosis kann einen Rückschluss auf die Aktivität der Erkrankung liefern. Allerdings ist die Dosis der eingenommenen Arzneimittel nicht immer bekannt und dementsprechend nicht in der Datenbank hinterlegt.
Da viele Autoimmunerkrankungen schubweise verlaufen, wäre es für eine detailliertere Beurteilung der Daten interessant, ob sich die Erkrankung zu Beginn und während der Schwangerschaft in Remission befindet, oder ob es akute Schübe gab, die mit Arzneimitteln behandelt werden mussten.

Abschließend muss man sich die Frage stellen, ob ein geringeres Geburtsgewicht, der frühere Zeitpunkt der Geburt oder der höhere Anteil an Frühgeburten langfristig negative Effekte auf die Entwicklung des jeweiligen Kindes haben. Allerdings ist es mit Hilfe der vorhandenen Daten in VigilanceONE nicht möglich, Rückschlüsse auf eventuelle Spätfolgen bei den geborenen Kindern zu ziehen. Um dies beurteilen zu können, müssten die Eltern der lebend geborenen Kinder zu einem späteren Zeitpunkt erneut befragt werden. Erst dann lassen sich bestimmte Langzeiteffekte beurteilen oder sind überhaupt erst zu erkennen.

Etwaige Folgen könnten z.B. erhöhte Krankheitskosten im ersten Lebensjahr oder spätere Probleme wie zum Beispiel Auffälligkeiten beim Lernen sein [39, 16]. In einer Studie zeigte sich, dass Kinder, die etwas zu früh geboren wurden – zwischen der 34. Und 36. Schwangerschaftswoche – im ersten Lebensjahr erhöhte Krankheitskosten verursachen. Außerdem dauerte es länger, bis sie nach der Geburt aus dem Krankenhaus entlassen werden konnten [44]. Des Weiteren lassen Studienergebnisse vermuten, dass bei Kindern, die vor der 37. Schwangerschaftswoche geboren werden, im Kindergartenalter häufiger ein Rückstand in der Entwicklung festgestellt wird [45].

Aus den oben genannten Gründen wäre es wünschenswert, die dokumentierten Fälle länger zu beobachten und bis etwa ein Jahr nach der Geburt weiter zu verfolgen. Dadurch könnten auch eventuelle Spätfolgen aufgedeckt werden. Aufschlussreich, aber sehr aufwendig wäre ein Nachverfolgen der Fälle bis hin zum Schulalter.

Um Schwangeren mit Autoimmunerkrankungen eine Empfehlung geben zu können, wäre es zudem interessant, ob sich die Lebendgeburtrate für diese Frauen zwischen den Jahren 2001 und 2010 erhöht hat. Generell lässt sich sagen, dass sich die Therapieoptionen in den letzten Jahren verbessert haben und sich Frauen mit Autoimmunerkrankungen inzwischen häufiger für eine Schwangerschaft entscheiden. Wichtig ist jedoch, dass die Schwangerschaft sorgfältig geplant wird und die Erkrankung sich möglichst vor Beginn der Schwangerschaft in Remission befindet. Auch ein systemischer Lupus Erythematodes stellt heute keine Kontraindikation für eine Schwangerschaft mehr dar, solange er nicht mit einer Nierenbeteiligung oder einer pulmonalen Hypertonie assoziiert ist [26].

Literaturverzeichnis

1) A. J. MacGregor, H. Snieder et al: Characterizing the quantitative genetic contribution to rheumatoid arthritis using data from twins. Arthritis Rheum 43 (1), 30 – 37 (2000)
2) F. Girard, F. Guillemin et al: Health-care use by rheumatoid arthritis patients compared with non-arthritic subjects. Rheumatol 41, 167 – 175 (2002)
3) W. Bräuer, S. Merkesdal et al: Langzeitverlauf und Prognose der Erwerbstätigkeit im Frühstadium der chronischen Polyarthritis. Z Rheumatologie 61 (4), 426 – 434 (2002)
4) A. Zink, K. Minden et al: Entzündlich rheumatische Erkrankungen, Gesundheitsberichterstattung des Bundes Heft 49, Robert Koch Institut, Statistisches Bundesamt-http://www.webcitation.org/65G4qjfqZ (2010)
5) M. Østensen, A. Brucato et al: Pregnancy and reproduction in autoimmune rheumatic diseases. Rheumatol 50, 657 – 664 (2011)
6) M. Hoeltzenbein, S. Supcun-Ritzler et al: Lacosamide during pregnancy: Experience of the Berlin institute for clinical teratology and drug risk assessment in pregnancy. Reprod Toxicol 31, 259 (2011) *Abstract*

7) A. C. Hoyer, W. Henrich et al: Coumarin embryopathy after intrauterine exposure to vitamin K antagonists within the first 10 post menstrual weeks. Ultraschall in Med 31, 411 – 413 (2010)

8) A. Rhode, V. M. Dorsch, C. Schaefer: Die Behandlung mit Psychopharmaka in der Schwangerschaft – So wenig wie möglich, aber so viel wie nötig. Fortschr Neurol Psychiatr 80, 227 – 240 (2012)

9) F. Habermann, F. Karbaum et al: Pregnancy outcome after exposure to second-generation anti-psychotics. Reprod Toxicol 30, 228 (2010) *Abstract*

10) Pharmakovigilanz- und Beratungszentrum für Embryonaltoxikologie, MTX Study Protocol: Is there an increased risk for adverse pregnancy outcome after exposure to low-dose methotrexate (MTX) during early pregnancy? An ENTIS/ OTIS collaborative cohort study, study protocol (07Dez2010)

11) C. D. Chambers, D. L. Johnson et al: Birth Outcomes in Women Who Have Taken Leflunomide During Pregnancy. Arthritis & Rheumatism 62 (5), 1494 – 1503 (May 2010)

12) S.M. van der Kooij, J. K. Vries-Bouwstra et al: Patient-reported outcomes in a randomized trial comparing four different treatment strategies in recent-onset rheumatoid arthritis. Arthritis Rheum 61 (1), 4 – 12 (2009)

13) T. Mottonen, P. Hannonen et al: Delay to institution of therapy and induction of remission using single-drug or combination-disease-modifying antirheumatic drug therapy in early rheumatoid arthritis. Arthritis Rheum 46 (4); 894 – 898 (2002)

14) F. Mecacci, A. Pieralli et al: The impact of autoimmune disorders and adverse pregnancy outcome. Semin Perinatol 31 (4), 223 – 226 (August 2007)

15) Interdisziplinäre Leitlinie – Management der frühen rheumatoiden Arthritis (Stand August 2011), AWMF Register Nr. 060/002,http://www.webcitation.org/64uljE6LD

16) X. T. Lima, V. Janakiraman et al: The impact of psoriasis on pregnancy outcomes. J Invest Dermatol 132, 85 – 91 (2012) published online 15 September 2011

17) S. Weatherhead, S. C. Robson et al: Management of psoriasis in pregnancy. BMJ 334, 1218 – 1220 (2007)

18) Leitlinie zur Therapie der Psoriasis Vulgaris, Update 2011, S3 Leitlinie, AWMF Register Nr. 013/001, http://www.webcitation.org/64uiLySu8

19) K. Reich, K. Krüger et al: Epidemiology and clinical pattern of psoriatic arthritis in Germany: a prospective interdisciplinary epidemiological study of 1511 patients with plaque-type psoriasis. British J Dermatol 160 (5), 1040 – 1047 (2009)

20) C. J. G. Sanders, H. van Weelden et al: Photosensitivity in patients with lupus erythematosus: a clinical and photobiological study of 100 patients using a prolonged phototest protocol. British J Dermatol 149 (1), 131 – 137 (July 2003) (Abstract)

21) R. Cervera, G. Espinosa et al: Systemic lupus erythematosus: pathogenesis, clinical manifestations and diagnosis, http://www.eular.org/myuploaddata/files/Compendium_sample_chapter.pdf

22) G. Ross, L. Sammaritano et al: Effects of mother´s autoimmune disease during pregnancy on learning disabilities and hand preference in their children. Arch Pediatr Adolesc Med 157, 397 – 402 (April 2003)

23) A. Smyth, G. H. M. Oliveira et al: A systematic review and meta-analysis of pregnancy outcomes in patients with systemic lupus erythematosus and lupus nephritis. Clin J Am Soc Nephrol 5, 2060 – 2068 (2010)

24) Internetseite der Deutschen Gesellschaft für Rheumatologie e.V. Medikamentöse Therapie des systemischen Lupus Erythematodes, Qualitätsmanual Kapitel 5, http://dgrh.de/qualitaetsmanual5510.html

25) V. Apgar: A Proposal for a New Method of Evaluation of the Newborn Infant, Current Researches in Anesthesia and Analgesia, July-August, 1953

26) G. Carvalheiras, P. Vita et al: Pregnancy and systemic lupus erythematosus: review of clinical features and outcome of 51 pregnancies at a single institution. Clinic Rev Allerg Immunol 38, 302 – 306 (2010)

27) P. Saar, W. Hermann et al: Connective tissue diseases and pregnancy. Rheumatol 45, 30 – 32 (2006)

28) M. Nørgaard, H. Larsson et al: Rheumatoid arthritis and birth outcomes: a Danish and Shwedish nationwide prevalence study. J Internal Med 268, 329 – 337 (2010)

29) Y. A. De Man, R. J. E. Dolhain et al: Disease activity of rheumatoid arthritis during pregnancy: results from nationwide prospective study. Arthritis Rheum 59 (9), 1241 – 1248 (2008)

30) A. B. Elliot, E. F. Chakravarty: Immunosuppressive medications during pregnancy and lactation in women with autoimmune diseases. Women´s Health 6 (3), 431 – 442 (2010)

31) E. F. Chakravarty: Rheumatoid arthritis and pregnancy: beyond smaller and preterm babies. Arthritis and Rheumatism 63 (6)Editorial, 1469 – 1471 (June 2011)

32) S. Cnattingius, B., Haglund et al: .Differences in late fetal death rates in association with determinants of small for gestational age fetuses: population based cohort study. BMJ 316, 1483 – 1487 (1998)

33) A. Yamauchi, H. Minakami et al: Causes of stillbirth: An analysis of 77 cases. J Obstet Gynecol Res. 25 (6), 419-24 (1999) (Abstract)

34) V. Canti, M. T. Castiglioni et al: Pregnancy outcomes in patients with systemic autoimmunity. Autoimmun 30 (August 2011), *Abstract*

35) S. M. M. Verstappen, Y. King et al: Anti-TNF therapies and pregnancy: outcome of 130 pregnancies in the British Society for Rheumatology Biologics Register. Ann Rheum Dis 70, 823 – 826 (2011)

36) K. Krüger, W. Bolten: Der Einsatz von Leflunomid bei der rheumatoiden Arthritis. Z Rheumatol 64, 96 – 101 (2005)

37) R. L. Brent: Teratogen Update: Reproductive Risks of Leflunomide (AravaTM); A Pyrimidine Synthesis Inhibitor: Counseling Women taking Leflunomide Before or During Pregnancy and Men Taking Leflunomide Who Are Contemplating Fathering a Child. Teratology 63, 106 – 112 (2001)

38) C. Chambers, G. Koren et al: Are new agents used to treat rheumatoid arthritis safe to take during pregnancy? Organization of Teratology Information Specialists (OTIS) study, Can Fam Physician 53, 409 – 412 (March 2007)

39) M. Motta, A. Tincani et al: Follow-up of children exposed antenatally to immunosuppressive drugs. Rheumatol 47, 32 – 43 (2008)

40) Y. A. De Man, J. M. W: Hazes et al: Association of higher rheumatoid arthritis disease activity during pregnancy with lower birth weight: results of a national prospective study. Arthritis Rheum 60, 3196 – 3206 (2009)

41) F. Serrano, I. Nogueira et al: Primary antiphospholipid syndrome: pregnancy outcome in a Portuguese population. ActaReumatol Port. 34 (3), 492 – 497 (Jul-Sep 2009)

42) O. Stephansson, H. Larsson et al: Crohn´s disease is a risk factor for preterm birth. Clin Gastroenterol Hepatol. 8 (6), 509 – 515 (June 2010) (Abstract)

43) Y. W. Yang, C. S. Chen et al: Psoriasis and pregnancy outcomes: a nationwide population-based study. J Am Acad Dermatol 64 (1), 71 – 77 (January 2011)

44) K. K. McLaurin, C. B. Hall et al: Persistence of morbidity and cost differences between late-preterm and term infants during the first year of life. Pediatrics 123, 653 – 659 (2009)

45) S. B. Morse, H. Zheng et al: Early school-age outcomes pf late preterm infants. Pediatrics 123, 622 – 629 (2009)

46) Pharmakovigilanz- und Beratungszentrum für Embryonaltoxikologie: VigilanceONE Dokumentation (Stand 30Sep2011)

47) M. E. Lloyd, M. Carr et al: The effects of methotrexate on pregnancy, fertility and lactation. Q J Med 92, 551 – 563 (1999)

48) Internetseite VigilanceONE,http://www.webcitation.org/63sBwn3LT

49) C. H. Roux, O. Brocq et al: Pregnancy in rheumatology patients exposed to anti-tumor necrosis factor (TNF)-α therapy. Rheumatol 46, 695 – 698 (2007)

50) J. Font, R. Cervera et al: Systemic lupus erythematosus (SLE) in childhood: analysis of clinical and immunological findings in 34 patients and comparison with SLE characteristics in adults, Ann Rheum Dis **57**, 456–459 (1998)

Anhang

Anhang 1: Box-Plot-Darstellungen zum Alter, BMI und Schwangerschaftswoche bei Erstkontakt

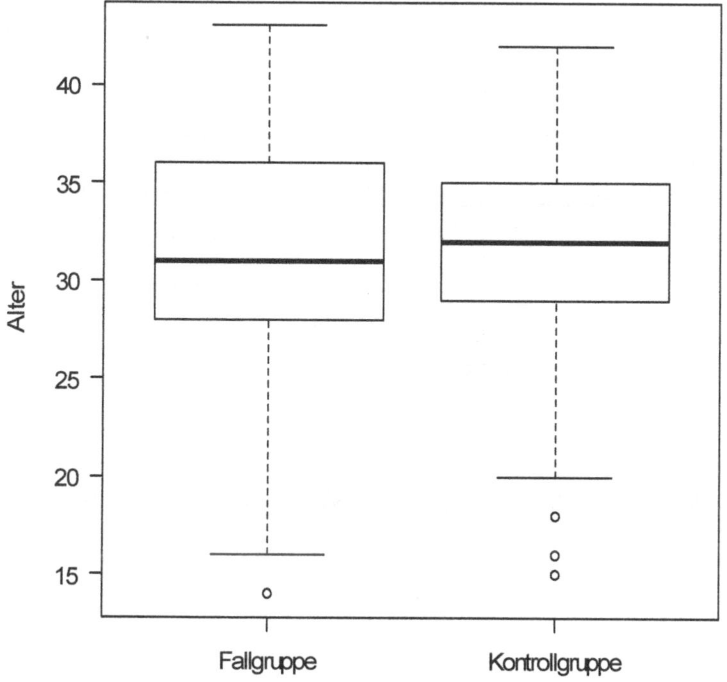

Abbildung: Box-Plot-Darstellung zum Vergleich des Alters

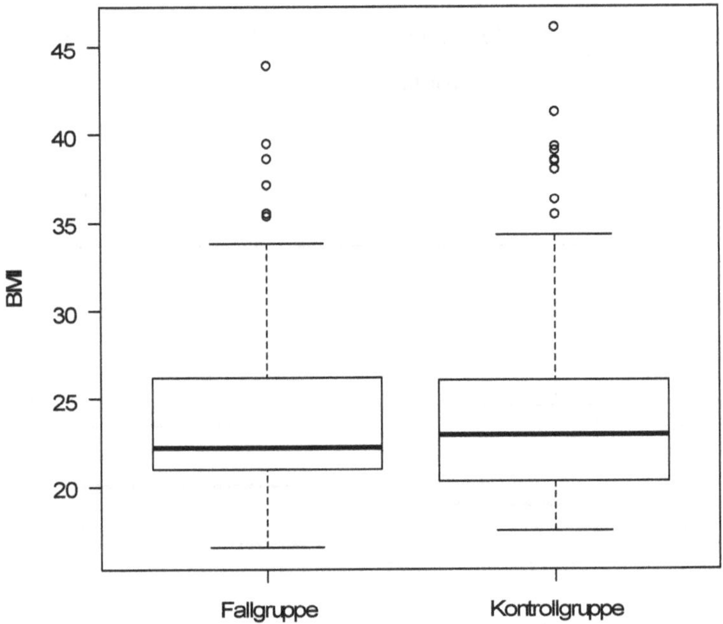

Abbildung: Box-Plot-Darstellung zum Vergleich des Body-Mass-Index

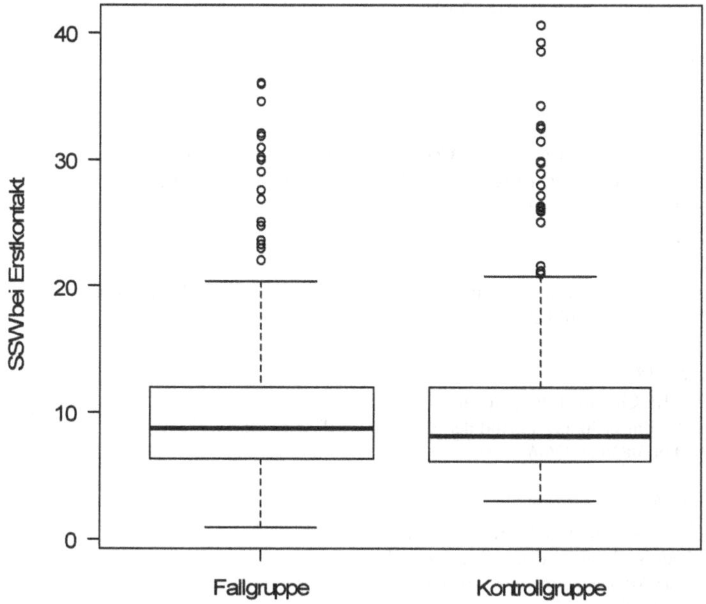

Abbildung: Box-Plot-Darstellung zum Vergleich der Schwangerschaftswoche bei Erstkontakt (Zeitpunkt des Anrufes)

SCHRIFTENREIHE MASTERSTUDIENGANG CONSUMER HEALTH CARE

herausgegeben von Prof. Dr. Marion Schaefer

ISSN 1869-6627

1 *Lena Harmann*
Patienteninformation und Shared Decision Making im Lichte des Publikumswerbeverbotes für verschreibungspflichtige Arzneimittel
ISBN 978-3-8382-0056-9

2 *Janna K. Schweim*
Untersuchungen zum Arzneimittelversandhandel aus Verbrauchersicht
ISBN 978-3-8382-0071-2

3 *Ansgar Muhle*
Deutsche Gesundheitsportale im Netz
Kritische Einschätzung anhand der gängigen Qualitätssiegel
ISBN 978-3-8382-0086-6

4 *Elizabeth Storz*
Psychopharmakamarkt in Deutschland
Eine Untersuchung zu den Strukturveränderungen durch das Arzneiversorgungs-Wirtschaftlichkeitsgesetz (AVWG)
ISBN 978-3-8382-0109-2

5 *Ursula Sellerberg*
Heilpflanzen-Datenbanken im Internet
Eine kritische Untersuchung anhand verbraucherrelevanter Kriterien
ISBN 978-3-8382-0092-7

6 *Rüdiger Kolbeck*
Arzneimittelfälschungen auf globaler und nationaler Ebene
Eine Studie über das Problembewusstsein bei Patienten und Experten
ISBN 978-3-8382-0155-9

7 *Silke Lauterbach*
Das diabetische Fußsyndrom
Ein Ratgeber zur Identifizierung von Risikopatienten in der Apotheke
ISBN 978-3-8382-0182-5

8 *Judith Rommerskirchen*
Die Arzneimittelrabattverträge der gesetzlichen Krankenversicherungen
Eine Studie über Probleme bei ihrer Umsetzung an der Schnittstelle von Arzt und Apotheker
ISBN 978-3-8382-0253-2

9 *Verena Purrucker*
Möglichkeiten und Grenzen von Franchisesystemen in der zahnärztlichen Versorgung in Deutschland
ISBN 978-3-8382-0186-3

10 *Stefan Prüller*
Risiken und Nebenwirkungen auf der Spur
Konsumentenberichte über unerwünschte Arzneimittelwirkungen als Chance für Krankenkassen
ISBN 978-3-8382-0318-8

11 *Denny Lorenz*
Development of a Standard Report for Signal Verification on Public Adverse Event Databases
ISBN 978-3-8382-0432-1

12 *Kerstin Bendig*
Risikomanagement in der Arzneimittelsicherheit
Ansätze zur Effektivitätsbewertung von Risikominimierungsmaßnahmen in den USA und Europa im Vergleich
ISBN 978-3-8382-0438-3

13 *Dirk Klintworth*
Reporting Guidelines und ihre Bedeutung für die Präventions- und Gesundheitsförderungsforschung
ISBN 978-3-8382-0448-2

14 *Judith Weigel*
Schwangerschaft bei Frauen mit und ohne Autoimmunerkrankungen
Ein Vergleich hinsichtlich der mütterlichen Charakteristika und des Ausgangs der Schwangerschaft
ISBN 978-3-8382-0468-0

Abonnement

Hiermit abonniere ich die **Schriftenreihe Masterstudiengang Consumer Health Care (ISSN 1869-6627),** herausgegeben von Prof. Dr. Marion Schaefer,

❒ ab Band # 1

❒ ab Band # ___

❒ Außerdem bestelle ich folgende der bereits erschienenen Bände:

#___, ___, ___, ___, ___, ___, ___, ___, ___, ___, ___, ___

❒ ab der nächsten Neuerscheinung

❒ Außerdem bestelle ich folgende der bereits erschienenen Bände:

#___, ___, ___, ___, ___, ___, ___, ___, ___, ___, ___, ___

❒ 1 Ausgabe pro Band ODER ❒ ___ Ausgaben pro Band

Bitte senden Sie meine Bücher zur versandkostenfreien Lieferung innerhalb Deutschlands an folgende Anschrift:

Vorname, Name: ______________________________

Straße, Hausnr.: ______________________________

PLZ, Ort: ______________________________

Tel. (für Rückfragen): ______________ *Datum, Unterschrift:* ______________

Zahlungsart

❒ *ich möchte per Rechnung zahlen*

❒ *ich möchte per Lastschrift zahlen*

bei Zahlung per Lastschrift bitte ausfüllen:

Kontoinhaber: ______________________________

Kreditinstitut: ______________________________

Kontonummer: ______________ Bankleitzahl: ______________

Hiermit ermächtige ich jederzeit widerruflich den ***ibidem***-Verlag, die fälligen Zahlungen für mein Abonnement der **Schriftenreihe Masterstudiengang Consumer Health Care** von meinem oben genannten Konto per Lastschrift abzubuchen.

Datum, Unterschrift: ______________________________

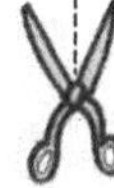

Abonnementformular entweder **per Fax** senden an: **0511 / 262 2201** oder 0711 / 800 1889 oder als **Brief** an: ***ibidem***-Verlag, Julius-Leber Weg 11, 30457 Hannover oder als e-mail an: ibidem@ibidem-verlag.de

***ibidem*-Verlag**

Melchiorstr. 15

D-70439 Stuttgart

info@ibidem-verlag.de

www.ibidem-verlag.de
www.ibidem.eu
www.edition-noema.de
www.autorenbetreuung.de

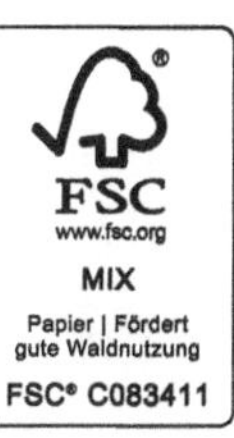

Zeitfracht Medien GmbH
Ferdinand-Jühlke-Straße 7
99095 Erfurt, Deutschland
produktsicherheit@kolibri360.de